W0191328

V&R

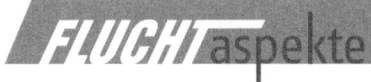

FLUCHTaspekte

Geflüchtete Menschen psychosozial
unterstützen und begleiten

Herausgegeben von

Maximiliane Brandmaier
Barbara Bräutigam
Silke Birgitta Gahleitner
Dorothea Zimmermann

Silvia Schriefers / Elvira Hadzic (Hg.)

Sprachmittlung in Psychotherapie und Beratung mit geflüchteten Menschen

Wege zur transkulturellen Verständigung

Vandenhoeck & Ruprecht

Mit 4 Abbildungen und einer Tabelle

Bibliografische Information der Deutschen Nationalbibliothek:
Die Deutsche Nationalbibliothek verzeichnet diese Publikation in der
Deutschen Nationalbibliografie; detaillierte bibliografische Daten sind
im Internet über http://dnb.d-nb.de abrufbar.

Umschlagabbildung: Nadine Scherer

ISBN 978-3-525-45323-0

Reihenredaktion: Silke Strupat
Satz: SchwabScantechnik, Göttingen
Druck und Bindung: ⊕ Hubert & Co. BuchPartner, Göttingen

Printed in the EU

Inhalt

Geleitwort der Reihenherausgeberinnen

Wird von der psychosozialen Arbeit mit Geflüchteten im transkulturellen Kontext gesprochen, so erhält eine Gruppe von Beteiligten meist weniger Aufmerksamkeit als ihnen gemäß ihrer Bedeutung für den therapeutischen und beraterischen Prozess eigentlich zusteht. Dies sind die Sprachmittler und Sprachmittlerinnen, die die Verständigung zwischen der Fachkraft und dem Klienten bzw. der Klientin oft erst ermöglichen. Daher freuen wir uns sehr, dieses Thema mit diesem Band in der Reihe präsentieren zu können.

Die Psychologin und Sozialpädagogin Silvia Schriefers, wissenschaftliche Mitarbeiterin der Bundesweiten Arbeitsgemeinschaft der Psychosozialen Zentren für Flüchtlinge und Folteropfer e. V. (BAfF), und die Sprach- und Kulturwissenschaftlerin Elvira Hadzic bringen zahlreiche Autoren und Autorinnen zusammen, die aus ihrer eigenen Erfahrung in Psychosozialen Zentren berichten. Die Beiträge sollen psychosoziale Fachkräfte und Psychotherapeuten/Psychotherapeutinnen dazu ermutigen, sich auf diese – für viele vielleicht neuartige – Arbeit in der Triade einzulassen. Angesichts der diskutierten Herausforderungen und Schwierigkeiten werden eventuelle Bedenken aufgegriffen und in praxisnahen Schilderungen Wege aufgezeigt, wie eine für alle Beteiligten erfolgreiche und angenehme Zusammenarbeit gestaltet werden kann.

Der Band folgt einem Aufbau, der in der ersten Hälfte von allgemeinen Rahmenbedingungen für Psychotherapie und Beratung unter Einsatz von Sprachmittlern/Sprachmittlerinnen über die Kommunikationsprozesse und

Übersetzungsebenen hin zu Aspekten der Beziehungsgestaltung von psychosozialen Fachkräften und Sprach-
mittlern/Sprachmittlerinnen in der Triade führt. In der
zweiten Hälfte wird eine Orientierungshilfe zu Vorgehensweisen in der Praxis gegeben. Außerdem werden
Spannungsfelder und Chancen in der Zusammenarbeit
mit Sprachmittlern/Sprachmittlerinnen dargestellt. Der
Band schließt mit einem Kapitel zu den Potentialen der
Arbeit mit Sprachmittlern/Sprachmittlerinnen und wagt
einen Ausblick auf die künftige psychosoziale Praxis. Somit wird ein zentraler Anspruch dieser Reihe – theoretische Überlegungen mit praxisbezogenen Ideen zu ver-
knüpfen – auch hier eingelöst.

Wir freuen uns sehr, dass wir mit den Herausgeberin-
nen und den Autoren und Autorinnen zahlreiche Experten
und Expertinnen aus den Mitgliedszentren der Bundesweiten Arbeitsgemeinschaft der Psychosozialen Zentren
für Flüchtlinge und Folteropfer e. V. (BAfF) für diesen
Band gewinnen konnten. Wir hoffen, dass sich die Le-
ser/-innen nach der Lektüre ermutigt und ausreichend
informiert fühlen, um sich offen auf die Zusammenarbeit
mit Sprachmittlern/Sprachmittlerinnen und die besonderen Herausforderungen und Potentiale dieser Konstellation einzulassen.

Maximiliane Brandmaier
Barbara Bräutigam
Dorothea Zimmermann
Silke Birgitta Gahleitner

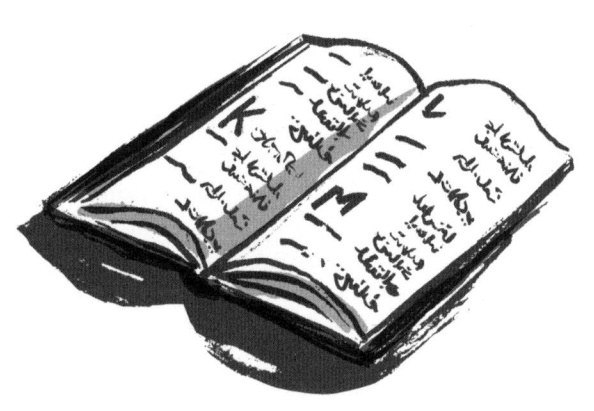

Vorwort

Elise Bittenbinder, Vorsitzende der BAfF

Mein ganzes berufliches Leben habe ich mit der Hilfe von Sprachmittlern/Sprachmittlerinnen gearbeitet und ich finde es nach wie vor faszinierend. Meine prägendsten Erfahrungen machte ich in einer internationalen NGO (nichtstaatlichen Organisation), die sich ländliche Entwicklungen und das Überleben von Kleinbauern und ländlichen Gemeinden zur Aufgabe gemacht hatte. In den vielen Begegnungen mit Dorfbewohnern/Dorfbewohnerinnen, Bauern/Bäuerinnen in Afrika, Lateinamerika, Europa und Asien vermittelten sich mir zwei für meine spätere Arbeit zentrale Erkenntnisse:

1. Die Möglichkeit zu kommunizieren hat oft mehr mit Verstehenwollen, Neugierde und Offenheit für Neues und dem Wissen um die eigene Begrenzung im Verstehen zu tun als mit sachbezogenem Wissen über die jeweilige Kultur, die Religion, die Werte und die Sprache.

2. Ich konnte erleben, was Vermittlung durch »Brückenmenschen«, also durch Sprachmittler/-innen bedeutet. Über sie konnte ich mich nicht nur verständlich machen. Sie gaben »nebenbei« auch wertvolle Hinweise, um beispielsweise nicht »in Fettnäpfchen zu treten«, was den Grad an Zurückhaltung oder Direktheit sowie die Art betrifft, wie man grüßt, isst, um etwas bittet, sich bedankt oder sich an andere Menschen wendet. Außerdem waren sie bereit, mir meine unendlich vielen Fragen zu beantworten, wenn ich Situationen, Bemerkungen oder Menschen nicht verstehen konnte – ohne dass die Sprachmittler/-innen sich unbedingt selber aktiv in das Gespräch einmischten.

Trotz der indirekten, das heißt vermittelten sprachlichen Kommunikation entstanden Bindungen, sogar Freundschaften – oder auch das Gegenteil davon. Neben der gesprochenen Sprache gab es viele weitere Dimensionen von Kommunikation und Verständigung, durch die Beziehung entstehen konnte. Es ist schwer zu beschreiben, wie zum Beispiel ein Griot (Geschichtenerzähler) durch seine sprachmächtigen Bilderbogen eine so verdichtete Atmosphäre auf einem Dorfplatz im Sahel in Senegal oder Mali schaffte, dass diese sowohl den Kreis der Gemeinde als auch mich – obwohl ich kaum etwas verstand – in ihren Bann zog. Die mündliche Tradition des Geschichtenerzählens, die ein Gegenüber braucht, welches in die Erzählung einbezogen wird, hat auch mich eingebunden – obwohl mein Sprachmittler den Versuch, zu übersetzen, längst aufgegeben hatte. Hier ging es darum, die Sinne zu schärfen, die anderen Kanäle zu nutzen, um atmosphärisch zu »begreifen«. Es ging darum, Bilder, Ausdrücke und Gesten »einzufangen« oder zu deuten.

Eine ganz andere Art von Kommunikation – aber auch mit Hilfe von Sprachmittlern/-innen – lernte ich im Rahmen von Sitzungen und Verhandlungen innerhalb des Europarats und der EU-Strukturen kennen. Hier ging es um die möglichst präzise Übersetzung von sprachlichen Inhalten. Jegliche Interpretationen, Erklärungen oder gar klärende Bemerkungen waren nicht erlaubt. Interessant war und ist, dass hochkomplexe und sensible Vertragsverhandlungen – wo es mitunter auch sehr konflikthaft zugeht – möglich sind, obgleich die Verhandlungspartner/-innen keine gemeinsame Sprache sprechen. Interessant ist dies auch deshalb, weil es immer noch Kollegen/Kolleginnen und auch Politiker/-innen gibt, die unterstellen, dass beispielsweise eine Psychotherapie mit Hilfe von Sprachmittlern/Sprachmittlerinnen nicht möglich sei.

Als eine der ersten Psychotherapeuten und -therapeutinnen in Deutschland habe ich von Anfang an gerne mit Hilfe von Sprachmittlern/Sprachmittlerinnen gearbeitet und betrachte – anders als einige Kollegen und Kolleginnen – die Therapie zu dritt durchaus als spannendes und kreatives Feld. Wichtig ist jedoch, dass das Gespräch bzw. das »Setting« so gestaltet ist, dass es einerseits die möglichst präzise Vermittlung der sprachlichen Inhalte erlaubt, aber andererseits auch die anderen Dimensionen von Verständigung – die für die therapeutische Arbeit so wichtige Beziehung und Bindung – ermöglicht. Natürlich kann nicht verleugnet werden, dass es hierbei Grenzen gibt und Spannungsfelder. Und manchmal ist eine Psychotherapie oder psychosoziale Beratung in einem solchen Setting einfach nicht möglich. Ich will auch nicht behaupten, dass Therapie oder auch Beratung mit Hilfe von Sprachmittlern/Sprachmittlerinnen immer einfach ist. Allein die logistischen Anforderungen um die Terminfindung zu dritt können frustrierend sein. Wenn sich in einem Gespräch über erlittene Folter eisige Kälte oder Erstarrung im Raum verbreitet, kann es jedoch für die Betroffenen mitunter sehr tröstlich sein, wenn man in einem guten Team arbeitet, um Worte zu finden, die die menschliche Wärme erhalten, die nötig ist, das Unauslöschliche, das Fürchterlichste, was ein Mensch in sich bewahren kann, zu teilen und gemeinsam zu tragen. Da, wo es keine gemeinsame Sprache gibt, sind Sprachmittler/-innen ein unerlässlicher Teil und notwendige Stütze im Prozess der Mitteilung, um Menschen zu ermöglichen, aus diesen alles erschütternden Erfahrungen hoffentlich wieder in die Welt zurückzufinden.

Dieses Buch ist etwas Besonderes, weil es die Erfahrungen von vielen Kollegen und Kolleginnen aus der Praxis einbezieht und wiedergibt. Die Arbeit mit Sprachmittlern/Sprachmittlerinnen ist eine Kunst, die man erlernen kann und dieses Buch vermittelt das dafür notwendige Wissen und die Kompetenzen. Es könnte diejenigen, für die die beraterische oder psychotherapeutische Arbeit mit Sprachmittlern/Sprachmittlerinnen neu ist, ermutigen, neben den befürchteten Schwierigkeiten auch Chancen und kreative Möglichkeiten, die über die sprachliche Verständigung hinausgehen, zu entdecken.

Berlin, Herbst 2017

1 Einführende Worte

Matthias Hannemann, Refugio Thüringen

Viele der in Deutschland angekommenen Geflüchteten sind aufgrund der Erlebnisse in den Herkunftsländern und auf der Flucht sowie der Schwierigkeiten im Exil psychisch belastet und benötigen Unterstützung in Form von Psychotherapie und psychosozialer Beratung. Es entwickelte sich in den letzten Jahren ein großes Interesse und Engagement von Akteuren und Akteurinnen im Gesundheitswesen, sich an der Versorgung von geflüchteten Menschen zu beteiligen und Beratungs- und Therapieangebote für diese zur Verfügung zu stellen. Damit zusammenhängend rücken auch die Herausforderungen und Chancen dieser Arbeit in den Fokus, allen voran die Sprache. Wie in allen Bereichen, die die Arbeit mit Geflüchteten betreffen, ist auch in Therapie und Beratung die Verständigung elementar. Kompetente Sprachmittelnde werden benötigt, um die Verständigung professionell zu gewährleisten und den Klienten und Klientinnen damit einen egalitären Zugang zu diesen Leistungen zu ermöglichen.

Im Gesundheitsbereich begegnet man mittlerweile häufig der kombinierten Bezeichnung Sprach- und Kulturmittler/-in. Dabei berücksichtigt diese Bezeichnung neben der sprachlichen eine weitere Kompetenz: die Kenntnis beider Kulturen, die eine Einordnung der Gesprächsinhalte in kulturelle Kontexte ermöglicht und unter Einbindung kulturellen Wissens in Form von zusätzlichen Erläuterungen über das reine Dolmetschen hinausgeht. Diese und ähnliche Bezeichnungen (z. B. Sprach- und Integrationsmittler/-in) lösen die klassische Benennung des Dolmetschers oder der Dolmetscherin, der oder die kultursensibel mündlich in zwei Sprachen vermittelt, ab. Nicht nur das Hervorheben der interkulturellen Kompetenz, sondern auch die Tatsache, dass bei Dolmetschenden keine Rückschlüsse auf die Qualifikation gezogen werden können, trägt zu diesem Wandel bei. Mit den Begriffen entstehen auch neue Angebote langfristiger Qualifizierungen und Fortbildungen, die unter Berücksichtigung von Qualitätsmerkmalen eine Professionalisierung ermöglichen. Es handelt sich bei dem Begriff der Dolmetscher/-innen weiterhin um keine geschützte Berufsbezeichnung und jeder Mensch, der zwei Sprachen spricht, kann sich Dolmetscher/-in nennen. Wir sprechen in diesem Band bewusst von Sprachmittlung, die neben der Wiedergabe des Sprechinhalts – der Übersetzung, des Dolmetschens – auch die kulturelle Dimension in die Kommunikation zwischen Klient/-in und Therapeut/-in oder Berater/-in einbezieht und sich gleichzeitig von dem Anspruch der Kulturexpertise löst. Mit der Bezeichnung Sprachmittler/-in liegt für uns der Fokus viel mehr auf der Ermöglichung einer sprachlichen Verständigung zwischen dem Therapeuten/der Therapeutin oder dem Berater/der Beraterin und dem Klienten bzw. der Klientin. Eine professionell sprachmittelnde Person kennt sowohl die Perspektive des Klienten/der Klientin als auch die des/der Therapierenden/Beratenden und kann beide in ein Verhältnis zueinander setzen. Im Idealfall trägt sie also maßgeblich dazu bei, eine vertrauensvolle Grundlage für Therapie und Beratung zu schaffen und diese Grundlage für den Verlauf der »interkulturellen Psychotherapie« (vgl. Egger u. Wedam, 2003, S. 85) und Beratung gewinnbringend zu nutzen. Eine kompetente Sprachmittlung ist also eine Ressource, die dazu beitragen kann, das Gegenüber besser zu verstehen, als es über die reine Übersetzung möglich wäre. Man »muss« zwar aufgrund der Sprachbarriere mit Sprachmittlung arbeiten, »darf« es aber auch.

Dass für eine gelingende Beratung mit formalem Fokus – zum Beispiel mit Blick auf behördliche oder rechtliche Belange – eine Sprachmittlung oder zumindest sprachliche Übersetzung unverzichtbar ist, dürfte mittlerweile Konsens sein. Auch in anderen Kontexten besteht dahingehend Einigkeit. Anders gestaltet es sich in dem Feld der psychosozialen Arbeit und insbesondere der Psychotherapie. Lange bestehende Vorbehalte gegen den Einbezug einer dritten Person im psychotherapeutischen und -sozialberaterischen Setting existieren in weiten Teilen des professionellen Arbeitsumfeldes nach wie vor. Viele Praktiker/-innen scheuen sich aus unterschiedlichen Gründen, eine Therapie oder psychosoziale Beratung mit Sprachmittlung in Angriff zu nehmen – sei es aus vermeintlich theoretisch-fachlicher Skepsis, aus Sorge, den Klienten/Klientinnen nicht gerecht werden zu können, oder schlicht aus Angst, sich selbst zu überfordern. Auch in der Fachliteratur überwiegt die Skepsis, wie Abdallah-Steinkopff darlegt (2017; siehe auch Haenel, 1997). Welche Einschränkungen mit dem Einsatz von Sprachmittlern/Sprachmittlerinnen verbunden sind, thematisieren auch Egger und Wedam (2003).

In diesem Band wird den Vorbehalten begegnet, indem alle Facetten der Thematik – und damit eben auch die Vorbehalte, Sorgen und Ängste – aufgegriffen und beleuchtet werden. Ohne zu viel vorwegzunehmen kann an dieser Stelle festgehalten werden, dass ein gewisser Respekt vor der Arbeit mit Sprachmittelnden und ein Bewusstsein für potentielle Konfliktfelder sicherlich angebracht ist (vgl. Tosic-Memarzadeh, Egenolf, Giesin u. Besikci, 2003). Diese Reflexionen sollten aber nicht zu Hemmnissen werden. Die Chancen des erweiterten Settings überwiegen die Risiken unserer Auffassung nach bei weitem.

Viele Psychosoziale Zentren für Flüchtlinge (PSZ) arbeiten seit mittlerweile über vierzig Jahren nachweis-

lich erfolgreich mit Sprachmittelnden. Dort ist ihr Einbezug inzwischen Normalität. Die Zentren verfügen deshalb
über eine breite Basis an Wissen und Erfahrungen, die
mit diesem Band geteilt werden soll. Explizit behandelt
er nicht nur theoretische Inhalte, sondern ist ganz ausdrücklich eine Orientierungshilfe für Praktiker/-innen:
In allen Kapiteln finden sich greifbare Hinweise, die den
Lesern und Leserinnen konkrete Handlungssicherheit für
den Arbeitsalltag geben sollen.

Am Anfang steht mit den »Rahmenbedingungen für
Psychotherapie und Beratung unter Einsatz von Sprachmittlern und Sprachmittlerinnen« *(Mucker, Bautz u. Hadzic)* ein Kapitel, das sich zum einen den aktuellen Voraussetzungen widmet, in die die Zusammenarbeit mit
Sprachmittelnden eingebettet ist, und zum anderen über
die damit verbundenen sowie für die Praxis bedeutsamen
Auswirkungen informiert. Dies umfasst unter anderem
Fragen nach der Anerkennung von Sprachmittlung im Gesundheitswesen, der Verfügbarkeit geeigneter Sprachmitt-
ler/-innen und der Finanzierung. Darüber hinaus widmet
sich das Kapitel den Qualitätsmerkmalen und Voraussetzungen, die eine gelungene Sprachmittlung möglich machen sowie den Risiken und negativen Folgen bei unge-
schulter Sprachmittlung. Das Wissen um diese formalen
Kontextbedingungen ist für alle wichtig, die mit Sprach-
mittlern/Sprachmittlerinnen arbeiten (wollen), um sich
mit mehr Hintergrundwissen und damit auch mehr Handlungssicherheit in diesem sicherlich nicht ganz barrierefreien Rahmen gut bewegen zu können.

Daran anschließend folgt mit »Kommunikationsprozesse und Übersetzungsebenen in der Therapie und Beratung von Geflüchteten« *(Hadzic)* ein Kapitel, das sich
explizit mit dem Prozess der Kommunikation aus sprach-
wissenschaftlicher Perspektive auseinandersetzt. Es werden die verschiedenen Ebenen der Übersetzung sowie ihr

Einfluss auf die Gesprächsgestaltung und den Ablauf im
Rahmen von Beratung und Therapie beschrieben. Es werden verschiedene Varianten, Übersetzungsmodi und -stra-
tegien vorgestellt, die je nach Kontext gewählt und flexibel angewandt werden können. Darüber hinaus werden
Fragen der Übersetzung von verbalen und nonverbalen
Inhalten im transkulturellen Setting sowie intrapsychische Einflussfaktoren auf die Sprachmittlung bearbeitet.
Wenngleich an dieser Stelle eine sprachwissenschaftliche
Einordnung vorgenommen wird, erfolgt die Darstellung
immer unter konkretem Bezug zur beraterischen und therapeutischen Praxis.

Eng verbunden mit den Kommunikationsaspekten
sind die Rollen und Beziehungen der beteiligten Akteure
und Akteurinnen in Therapie und Beratung: Sie nehmen
auf die Kommunikation Einfluss und umgekehrt hat auch
die Kommunikation eine Rückwirkung auf sie. In dem
Kapitel »Rollengestaltung und Beziehung von psychosozialen Fachkräften und Sprachmittlern/Sprachmittle-
rinnen in der Triade« *(Friele u. Aumann)* werden damit
verbundene Fragestellungen und Prozesse der transkulturellen Verständigung behandelt, also: Wer nimmt im
Gespräch welche Rolle ein und welche unterschiedlichen
Erwartungen bestehen? Wie entsteht Beziehung und wie
wirkt sich der Einbezug von Sprachmittelnden auf die Be-
ziehungsdynamik aus? Die Behandlung der Fragestellungen erfolgt unter Einbezug der Auseinandersetzung, wie
die Subjektivität der Sprachmittelnden gewinnbringend
in die Prozesse von Beratung und Therapie eingebracht
werden kann.

Anschließend folgen Hinweise für die Praxis *(Kleefeldt, Zito u. Hadzic),* die – aus langjährigen Erfahrungen gewonnen – als fundierte Orientierungshilfe dabei
unterstützen, gute Voraussetzungen für eine professionelle Psychotherapie und Beratung unter Einbezug von

Sprachmittelnden zu schaffen. Die Orientierungshilfe umfasst konkrete, die Sitzung betreffende organisatorische Empfehlungen, wichtige generelle Vorabinformationen für Sprachmittelnde, praxisnahe Beschreibungen zu Inhalt und Ablauf von Vor- und Nachgesprächen sowie die praktische Gestaltung der Sprachmittlung in den Therapie- und Beratungsgesprächen. Zahlreiche Beispiele helfen, Abläufe und Vorgehensweisen greifbar und so auf den eigenen Arbeitskontext übertragbar zu machen.

Die Besonderheiten der Alltagspraxis sind auch im abschließenden Kapitel elementar: Unter Rückbezug auf zentrale Themen der vorangegangenen Kapitel werden häufig auftretende Spannungsfelder in dem erweiterten Setting dargestellt *(Schriefers)*. Diese beziehen sich unter anderem auf die unterschiedlichen Rollen der Beteiligten, die Herausforderungen der Passung sowie die Dynamiken auf emotionaler oder Beziehungsebene, die im Einzelfall in der komplexen Therapie- oder Beratungssituation zu Komplikationen führen können. Auch die Besprechung von Herausforderungen mit schwer traumatisierten Menschen und die Besonderheiten im Einsatz von Sprachmittlern/Sprachmittlerinnen in der Therapie mit Kindern haben hier ihren Platz. Über die reine Darstellung der für dieses Setting typischen Konfliktsituationen hinaus wird gezeigt, welche Möglichkeiten des Umgangs mit diesen Situationen zur Verfügung stehen und wie sie als Potentiale im Sinne einer gelingenden Psychotherapie oder Beratung nutzbar gemacht werden können.

»Die Sprache ist das wesentlichste Werkzeug der Psychotherapie« (Morina, Maier u. Schmid, 2010, S. 104). Dieses Zitat – das in unserem Sinne auch die psychosoziale Beratung umfasst – formuliert eine Bedingung und damit in einigen Augen eine Einschränkung oder sogar einen Ausschluss von Sprachmittlung. Gemäß dieser Argumentation sei die gemeinsame Sprache als wesentlichstes Werkzeug und somit als Voraussetzung für die Beratung und Behandlung in einem Kontext mit Geflüchteten nicht gegeben. Die Sprache durch Sprachmittlung – also nur indirekt – zugänglich zu machen, kann also dem Zitat zufolge als Hilfsinstrument und nicht als zentrales Werkzeug verstanden werden. Sieht man jedoch genauer hin, zeigt sich gerade in diesem Zitat, wie elementar professionelle Sprachmittlung im psychosozialen Kontext mit nicht Deutsch sprechenden Klienten/Klientinnen ist. Wir brauchen die Sprache, also brauchen wir auch die Sprachmittlung. Sie hilft uns bei unserer Arbeit. Wie genau, zeigen die folgenden Seiten. Wir wünschen Ihnen eine interessante und Ihre Praxis stärkende Lektüre.

Weiterführende Arbeitshilfen für die Praxis – zu den Themen Beantragung von Sprachmittlungsleistungen, Schweigepflichtsvereinbarung und Checklisten für die Arbeit mit Sprachmittlern/Sprachmittlerinnen und weiteres Infomaterial zu den Rahmenbedingungen – stellen wir Ihnen auf der Homepage der BAfF unter http://www. baff-zentren.org/arbeitshilfen/ sowie beim Buch auf der Homepage des Verlages zur Verfügung (www.vandenhoeck-ruprecht-verlage.com).

Literatur

Abdallah-Steinkopff, B. (2017). Zusammenarbeit mit Dolmetschern. In A. Liedl, M. Böttche, B. Abdallah-Steinkopff, C. Knaevelsrud, Psychotherapie mit Flüchtlingen (S. 90–107). Stuttgart: Schattauer.

Egger, I., Wedam, U. (2003). Eure Sprache ist nicht meine Sprache. »Übersetzen« – Psychotherapie mittels Dolmetscherinnen. In S. Pöllabauer, E. Prunc (Hrsg.), Brücken bauen statt Barrieren (S. 83–92). Graz: Institut für theoretische und angewandte Translationswissenschaft, cop.

Haenel, F. (1997). Spezielle Aspekte und Probleme in der Psychotherapie mit Folteropfern unter Beteiligung von Dolmetschern. Systhema, 2, 136–144.

Morina, N., Maier, T., Schmid, M. (2010). Lost in Translation? Psychotherapie unter Einsatz von Dolmetschern. Psychotherapie, Psychosomatik, medizinische Psychologie, 60 (3–4), 104–110.

Tosic-Memarzadeh, R., Egenolf, C., Giesin, C., Besikci, A. (2003). Dolmetschende im Beratungs- und Behandlungskontext. Karlsruhe: Loeper Verlag.

2 Rahmenbedingungen für Psychotherapie und Beratung unter Einsatz von Sprachmittlern und Sprachmittlerinnen

Juliane Mucker, Wolfgang Bautz, FaZIT, und
Elvira Hadzic, Kultur- und Sprachwissenschaftlerin

Die Ausgestaltung des Zusammenlebens von Menschen unterschiedlicher Herkunft, Kultur und Religion bringt zahlreiche Herausforderungen und Aufgaben mit sich. Eine dieser Herausforderungen ist zweifelsohne die Sprache. Wenn die Fähigkeit, sich verbal auszudrücken, nur ungenügend vorhanden ist, dann ist die Verständigung gefährdet. Kommunikation ist die Grundlage zwischenmenschlicher und emotionaler Begegnung und somit fundamental in jeder psychotherapeutischen und beraterischen Begegnung (vgl. Corman-Bergau, 2015). Dank der Kommunikationshilfe durch die Sprachmittler/-innen können psychotherapeutische Beratungsangebote für Geflüchtete realisiert werden. Diese Angebote sind zwingend notwendig, um den Geflüchteten die Möglichkeit zu geben, Erlebtes verarbeiten zu können.

Durch den Einsatz von Sprachmittlern und Sprachmittlerinnen in der Psychotherapie und Beratung mit Geflüchteten konnte eine entscheidende Barriere im Zugang zu Angeboten gesundheitlicher Versorgung überwunden werden. Die Möglichkeit der sprachlichen Verständigung durch eine Person, die übersetzt, war lange Zeit insbesondere im psychotherapeutischen Setting undenkbar und wurde insbesondere von Psychotherapeuten und -therapeutinnen kritisch gesehen. Argumentiert wurde unter anderem damit, dass die Sprache als identitätsstiftendes Element so zentral sei, dass die Verfälschung durch Übersetzung eine Kommunikation, so wie sie für Psychotherapie erforderlich sei, unmöglich mache. Es wurde und wird unter anderem behauptet, dass Psychotherapie mit

Dolmetschenden nicht möglich sei, da durch die Einführung einer dritten Person kein Vertrauensverhältnis geschaffen werden könne, bzw. dass die Inhalte der Therapie in der jeweiligen Muttersprache für die therapeutische oder beratende Fachperson kaum nachvollziehbar seien und dadurch eine Missbrauchsgefahr sowie eine potentielle Überforderung des Dolmetschenden mit sich bringen könnten (vgl. Küchenhoff u. Mahrer Klemperer, 2009, S. 262). Zugleich existierten keine Alternativen, was faktisch dem Ausschluss von behandlungsbedürftigen Geflüchteten von Angeboten psychotherapeutischer Versorgung durch nicht-muttersprachliche Therapeuten/ Therapeutinnen gleichkam.

Erst seitdem sich die Zahl schutzsuchender Menschen und damit verbunden der Bedarf an psychosozialer Beratung und Behandlung erhöhten, begann ein spürbarer Wandel. Die sprachliche Vermittlung als solche wird von den medizinischen und psychosozialen Leistungsbringern/ Leistungsbringerinnen zunehmend begrüßt und häufig für die Behandlung oder Beratung vorausgesetzt. Dabei bleibt die Frage der Finanzierung weiterhin ein politisches Streitthema.

Vor dem Hintergrund einer fehlenden strukturellen Lösung der Finanzierung der Sprachmittlungskosten im Gesundheitswesen entwickelten Akteure und Akteurinnen wie die Psychosozialen Zentren für Flüchtlinge und Folteropfer, die bereits seit vielen Jahren mit dem Einsatz von Sprachmittlern/Sprachmittlerinnen arbeiten, teilweise sehr unterschiedliche Finanzierungsmodelle und Netzwerke, um traumatisierten Geflüchteten Zugang zu Therapie und Beratung zu schaffen. So liegt die wesentliche Grundvoraussetzung für eine erfolgreiche Therapie oder Beratung mit Hilfe von Sprachmittelnden darin, im Vorfeld individuelle Lösungen für die Klärung erforderlicher Modalitäten auszuhandeln und strukturelle Sicherheiten

zu schaffen. Für die Zusammenarbeit mit Sprachmittlern/
Sprachmittlerinnen sind dabei die rechtlichen und strukturellen Bedingungen wie die Finanzierung und Abrech-
nung von sprachmittelnden Leistungen, die Akquise und
Vermittlung qualifizierten Personals sowie die Absprache
zum zeitlichen Umfang der Leistungserbringung besonders zu beachten. Gleichzeitig gilt es, die personalen Ressourcen mit Berücksichtigung der Passung der sprachmittelnden Person (Sprache, Geschlecht, Nationalität, Alter,
soziale Herkunft, Religion etc.), ihrer Qualifikation und
bedarfsgerechten Weiterbildung in den Blick zu nehmen
und damit einen Rahmen für die Qualität von Therapie
und Beratung zu gewähren.

2.1 Risikofaktoren ungeschulter Sprachmittlung

Bei der Idee, dass »irgendjemand dazukommt und übersetzt«, wirkt ein Geflecht von Faktoren, welches die Behandlungsqualität negativ beeinträchtigt und auch die
Folgekosten deutlich heben kann. Hier ist an erster Stelle
die mangelnde, oft auch missverständliche Kommunikation zwischen Fachkräften und fremdsprachigen Klienten/
Klientinnen und unqualifizierten Sprachmittlern/Sprach-
mittlerinnen zu nennen. Des Weiteren fehlt die Bereitschaft
der Kostenträger, anfallende Kosten für (qualifizierte)
Sprachmittlung zu übernehmen. Es ist gängige Praxis, die
Betroffenen mit Verweis auf die Gesetzeslage aufzufordern,
im Bedarfsfall selbst für die Sprachmittlung zu sorgen. Zu
dieser Praxis gesellt sich der Umstand, dass qualifizierte
Sprachmittelnde außerhalb der großen Städte kaum zur
Verfügung stehen und die Finanzierungslücke die Anreise
qualifizierter Sprachmittler/-innen unmöglich macht.

Angesichts der Sprachbarrieren und der Herausforderungen in der Behandlung von Menschen, die der deut-

schen Sprache nicht (ausreichend) mächtig sind, entscheiden sich Mitarbeiter/-innen in Kliniken wie auch in
ambulanten Beratungs- und Behandlungssettings häufig für kurzfristige eher situative und informelle Lösungen. Dabei steht zunächst oft die bloße Notwendigkeit des
Dolmetschens und nicht primär die Qualität der Sprachmittlung im Fokus. Um die Sprachlosigkeit in Anamnese,
Diagnostik oder in der Aufklärung über die notwendige
Behandlung zu überwinden, werden beispielsweise nahe-
stehende Personen zum Dolmetschen zugelassen. Dabei
bleiben zum einen erhebliche Folgen, die sich aus einer
fehlerhaften Sprachmittlung ergeben können, wie insbesondere die Beeinträchtigung der Behandlungsqualität,
sowie zum anderen die Überforderung nicht geschulten
Personals bzw. die Unangemessenheit des Einsatzes von
Familienangehörigen (oder Nachbarn/Nachbarinnen aus
der Gemeinschaftsunterkunft) unberücksichtigt.

Der Einsatz von familiären Angehörigen oder nahe-
stehenden Personen als Laiendolmetschende birgt die Gefahr des Interessen- oder Loyalitätskonflikts in sich, der zu
einem Verlust an Vertrauen und Intimität des Beratungs-
oder Behandlungsgesprächs führen kann. Parallel dazu
bringen die Gespräche oftmals eine emotionale und psychische Überforderung mit sich, welche den Verwandten
oder Bekannten mehr Verantwortung aufbürdet, als sie zu
tragen in der Lage sind. Im schlimmsten Fall kann es zu
der Situation führen, dass ein zum Übersetzen hinzugezo-
genes Kind einem Elternteil die Diagnose einer schweren
Erkrankung mitteilen muss.

Der Einsatz von ungeschulten Sprachmittlern/Sprach-
mittlerinnen kann die Behandlungsqualität negativ beeinträchtigen. Durch das eigene Filtern, Verzerren oder
Harmonisieren der sprachmittelnden Person, aber auch
aus Befangenheit oder Betroffenheit entstehen unabsicht-
liche Falschübersetzungen. Zugleich besteht die Gefahr

der absichtlichen Falschübersetzung aufgrund von ideo-
logischen, gesellschaftlichen oder inneren Überzeugungen. Darüber hinaus fehlt ungeschulten Sprachmittlern/
Sprachmittlerinnen häufig auch die notwendige Sensibilität für spezifische Themen wie beispielsweise sexuelle
Orientierung oder traumabezogene Folgestörungen und
das damit verbundene Fachvokabular. Dieses Wissens-
defizit kann wiederum zu Falschübersetzungen oder sogar
Übersetzungsverweigerungen führen und die Verurtei-
lung der betroffenen Person sowie Diskriminierung innerhalb der Gemeinschaft oder sogar letztendlich einen
Ausschluss aus der Gemeinschaft nach sich ziehen.

Verlässliche Kommunikation benötigt fachliche und
ethische Grundlagen, die bei der Ausübung von Sprachmittlung erlernt und berücksichtigt werden müssen. Qua-
litative Gesichtspunkte, rechtlicher Rahmen und persönliche Rechte (unter anderem die Schweigepflicht)
können stark bei dem Einsatz von Laien oder ungeschulten Sprachmittlern/Sprachmittlerinnen leiden und sollten
deswegen vermieden werden.

2.2 Qualifizierte Sprachmittlung

Wann lässt sich von einer qualifizierten Sprachmittlung im
Bereich der Psychotherapie und Beratung sprechen? Was
ist hinsichtlich der Qualifikation zu bedenken und zu beachten? Im ersten Abschnitt dieses Unterkapitels werden
diesbezüglich die Kompetenzen, die nötig sind, und die
Anforderungen, die an die Sprachmittler/-innen gestellt
werden, in den Blick genommen. Im zweiten Abschnitt
geht es dann insbesondere um das Berufsbild und seine
Anforderungen, das heißt um die Ausbildungs-, berufliche Anerkennungs- und Honorarproblematik im Bereich
der Sprachmittlung.

2.2.1 Kompetenzen und Anforderungen

Im Bewusstsein, dass fehlende Sprachkenntnisse und unterschiedliches soziokulturelles Hintergrundwissen einen angemessenen Zugang zu medizinischer Versorgung behindern, haben sich bereits vor Jahren bundesweit Initiativen wie Gemeindedolmetschdienste, die SprInt gemeinnützige eG oder bikup gemeinnützige GmbH (Internationale Gesellschaft für Bildung, Kultur und Partizipation) gegründet, um diesen Missstand zu bekämpfen. Dabei haben sich ein gemeinsames Verständnis und der fachliche Standard etabliert, dass nicht irgendeine Art von Sprachmittlung die gesundheitliche Versorgung angemessen unterstützen kann, sondern ausschließlich eine speziell qualifizierte. Die Herausforderung der Kommunikation kann nur durch ein qualifiziertes Sprachmitteln gemeistert werden, welches bedeutungsadäquates Dolmetschen und die Berücksichtigung von Aspekten der Kulturvermittlung umfasst.

In vielen Fällen spielten Migranten und Migrantinnen, welche die negativen Auswirkungen von fehlender Sprachmittlung oder geringer Übersetzungsqualität persönlich erfahren hatten, eine prominente Rolle beim Aufbau von Angeboten der Sprachmittlung. Wenngleich diese Erfahrungen zusätzlich zum Erleben der eigenen Migration und Integration in Deutschland eine der bedeutsamsten, informellen Kompetenzen der Sprachmittlung sind und in besonderer Weise dazu beitragen, im Beratungs- oder Therapiesetting Vertrauen zu schaffen, sind sie allein nicht ausreichend. Es bedarf eines Auf- und Ausbaus interkultureller, kommunikativer, reflexiver, translatorischer sowie allgemein sozialer Kompetenzen (siehe Tabelle 1). Aber auch Erwartungen und Anforderungen der am Gespräch Beteiligten beeinflussen das erforderliche Arbeitsprofil von Sprachmittlern/Sprachmittlerinnen. In unterschiedlichen

Befragungen wurden die Kompetenzen und Anforderungen aus unterschiedlichen Perspektiven, die sich im Kontext Therapie und Beratung ergeben, zusammengefasst (vgl. Opraus, 2003). Tabelle 1 bietet einen Überblick über die ermittelten Kompetenzen.

Tabelle 1: Kompetenzen in der Sprachmittlung

Interkulturelle Kompetenz
- Hintergrundinformationen zur Herkunftsregion, -religion, etc.
- Vertrautheit mit kulturellen Codes (Ritualen und Tabus) beider Kulturen
- Kulturoffenheit/ Kultursensibilität

Kommunikative Kompetenz
- Verständnis für Sprechrollen im Gesprächssetting
- Bewusstsein über Machtmechanismen in der Kommunikation
- Großer Wortschatz in beiden Sprachen
- Gutes Ausdrucksvermögen

Translatorische Kompetenz
- Sehr gutes Beherrschen beider Sprachen
- Flexibilität und Sensibilität bei der Sprachmittlung von Sprachniveaus
- Beherrschen gewünschter Techniken in der Sprachmittlung
- Komplexe Zusammenhänge verstehen
- Hohes Konzentrationsvermögen
- Übersetzung in Ich-Perspektive
- Feingefühl für die Konnotation der Wörter und das Sprachregister

Reflexive Kompetenz
- Bereitschaft zu Vor- und Nachbesprechungen, Supervision
- Reflexion emotionaler Stabilität/ Belastbarkeit
- Kritikfähigkeit
- Reflexion eigener Betroffenheit
- (emotionale) Abgrenzung

Soziale Kompetenz
- Sensitivität/ Einfühlungsvermögen
- Teamfähigkeit/ Kooperationsbereitschaft
- Verschwiegenheit außerhalb der Sitzungen
- Toleranz
- Zuverlässigkeit/Pünktlichkeit

Die bedeutungsadäquate und kultursensible Übertragung eines Textes oder einer Erzählung aus einer Sprache in eine andere schließt die angemessene Beachtung der Situation der Sprachmittler/-innen und der jeweiligen Adressaten/Adressatinnen mit ein. Voraussetzung für die Bewältigung dieser Herausforderung sind Kenntnisse und Fertigkeiten, die in der Regel nur über eine längere Fortbildung erworben werden können.

2.2.2 Berufliche Qualifikation und Honorar

Sprachmittler/-innen, Integrationsmittler/-innen oder
Dolmetscher/-innen sind keine eingetragenen Berufsbilder
und unterliegen entsprechend auch keinen einheitlichen
und überschaubaren Ausbildungs- oder Qualifizierungs-
anforderungen. Die Anerkennung staatlich-vereidigter
oder ermächtigter Dolmetscher/-innen bildet eine Ausnahme: Hierbei handelt es sich um einen anerkannten
Beruf, bei dem durch ein Eignungsfeststellungsverfah-
ren ermittelt wird, bei wem die fachliche Qualifikation
besteht, öffentlich bestellt zu werden. In der Justiz, zum
Beispiel vor Gericht, bei der Polizei, bei Notaren/Nota-
rinnen oder auch bei den Behörden wird auf vereidigte
Dolmetscher/-innen zurückgegriffen. Entsprechend ist
auch die Finanzierung nach § 9 JVEG (Justizvergütungs-
und -entschädigungsgesetz) einheitlich geregelt, wobei
der Stundensatz bei 75 Euro für simultanes und 70 Euro
für konsekutives Dolmetschen liegt. Für alle anderen Dolmetschenden (inklusive der staatlich geprüften Dolmet-
scher/-innen) gibt es keine gesetzlich verbindlichen Vorgaben an das Honorar. In der Praxis wird das Honorar in
der Regel nach Art, Dauer und Schwierigkeit der Tätigkeit berechnet. Bei der Kalkulation einer angemessenen
Honorarhöhe sollten auf jeden Fall Sonderzuschläge (z. B.
für Feiertage) und Fahrtkosten mitberücksichtigt werden.

In vielen sozialen und gesundheitlichen Bereichen
arbeiten vor allem auch Menschen ohne Beeidigung und
Ermächtigung als Sprachmittler/-innen. Neben ehrenamtlich tätigen Sprachmittelnden sind es oftmals Frei-
berufler/-innen, die in Psychosozialen Zentren, Kliniken,
Praxen und anderen Institutionen auf Honorarbasis oder
im Falle von Ehrenamt mit geringer Aufwandsentschädi-
gung sprachmitteln. Sprachmittlung ist in Deutschland
kein Bestandteil des Leistungskataloges der Gesetzlichen

Krankenversicherung (GKV). Es gibt entsprechend keinen geregelten Anspruch auf Übernahme der Sprachmittlungskosten. Folgender *Exkurs zur Finanzierung* verdeutlicht die Situation:

Die Kosten für die Sprachmittlung kann bei Geflüchteten innerhalb der ersten 15 Monate ihres Aufenthaltes in Deutschland bzw. bei Leistungsbeziehern/Leistungsbezieherinnen nach AsylbLG bei der zuständigen Sozialbehörde beantragt werden. Geflüchtete, die Leistungen der GKV beziehen, haben keinen Anspruch mehr auf Übernahme der Sprachmittlungskosten nach dem AsylbLG. Auch sind Sprachmittlungsleistungen kein Bestandteil der Gesetzlichen Krankenversicherung. Sie können jedoch über das Sozialamt oder bei Leistungsbezug durch das Jobcenter über einen Antrag auf Mehrbedarf beantragt werden. Die Behörden haben bei der Entscheidung über den Antrag einen Ermessensspielraum. Weitere Informationen zur Finanzierung und Antragstellung finden Sie bei den Arbeitshilfen auf der Homepage der BAfF unter http://www.baff-zentren.org/arbeitshilfen/

Einige freiberuflich Tätige haben eine langjährige Qualifizierung zur Sprachmittlung hinter sich oder haben sich ihre Kompetenzen anhand von aufeinander aufbauenden Fortbildungsmodulen angeeignet. Qualifizierung oder Fortbildung setzt zunächst eine Überprüfung der vorhandenen muttersprachlichen Kenntnisse und Deutschkenntnisse voraus. Während einer solchen Qualifizierung steht vor allem der Auf- und Ausbau der Reflexions-, Sozial- und Kommunikationskompetenzen im Fokus. Ein weiterer wesentlicher Bestandteil sind die Theorie und die Praxis des Sprachmittelns. Je nach Fortbildungsangebot des entsprechenden Trägers erweitert sich das Curriculum in differierenden Intensitätsgraden um den Erwerb

interkultureller Kompetenzen, um Migrations- und Par-
tizipationskenntnisse, Praktikumsanteile sowie ein breites
fundiertes Grundlagenwissen im Sozial-, Gesundheits-,
Erziehungs- und Bildungswesen, welches fachbezogenes
Deutsch mit einschließt.

Die Motivation, sich für den spezifischen Bereich der
psychosozialen Beratung und Therapie zu qualifizieren,
wird durch die niedrige Vergütung im Gesundheitsbereich eingeschränkt. Kostenpflichtige Qualifizierungsangebote zur Verbesserung der Qualität sind entsprechend
unattraktiv und viele Psychosoziale Zentren müssen auf
eigene Kosten und personelle Ressourcen zurückgreifen,
um ihre Sprachmittler/-innen durch geeignete Schulungs-
module und Qualifizierungsworkshops auf die Arbeit in
der Therapie und Beratung vorzubereiten. Die inhaltliche Ausrichtung orientiert sich an dem spezifischen Bedarf der Einrichtung bzw. der vorhandenen Expertise der
Sprachmittelnden. Die Schulungsmaßnahmen werden dabei in der Regel durch Fachkräfte mit einer inhaltlichen
und praxisbezogenen Expertise im Bereich Beratung und
Therapie, selten in den Kompetenzbereichen der Sprachmittlung, konzipiert und durchgeführt. Die Module setzen
sich primär mit der fachlichen Klärung des Therapie- und
Beratungssettings, den jeweiligen Rollen der beteiligten
Akteure/Akteurinnen, allgemeinen Regularien für eine
kultursensible, bedeutungsadäquate Sprachmittlung, möglichen Auswirkungen von Traumatisierung, zum Beispiel
auf die Kommunikation oder die Handhabung schwieri-
ger Situationen, auseinander.

Die Qualität der Sprachmittler/-innen erschließt sich
jedoch nicht nur aus der jeweiligen Qualifizierungsmaß-
nahme, sondern auch aus dem notwendigen Angebot
von Supervision und Intervision, um den Sprachmittlern/
Sprachmittlerinnen zu ermöglichen, sich auszutauschen,
belastende oder schwierige Situationen zu reflektieren und

auch eine Überforderung zu vermeiden. Das Thema Psychohygiene und Selbstschutz lässt sich im gesundheitlichen Bereich konkret beleuchten und bedarf der Einblicke in Wirkweisen von Therapie und Beratung. Einige Zentren bieten beispielsweise regelmäßige Supervisionsgruppen an, in denen Sprachmittler/-innen gemeinsam mit einem Supervisor oder einer Supervisorin allgemeine oder sich wiederholende Herausforderungen und Belastungen in der Praxis oder auch technische Fragen zum Thema Sprachmittlung bearbeiten. Dabei dient die Supervision nicht nur der Entlastung von Sprachmittlern/Sprachmittlerinnen, sondern auch der Qualitätsverbesserung durch Erfahrungsaustausch und gemeinsames Lernen. Da Sprachmittler/-innen in der Regel freiberuflich tätig sind, bieten regelmäßige Supervisionstreffen sowie Fortbildungsangebote den Raum, sich zu schwierigen Themen mit Kollegen und Kolleginnen abzusprechen und nicht alleine mit den Herausforderungen umgehen zu müssen.

2.3 Anerkennung von Sprachmittlern/ Sprachmittlerinnen im Gesundheitswesen

Die Zunahme von Verfolgung, Krieg und Armut zwang weltweit so viele Menschen wie nie zuvor dazu, ihre Heimat zu verlassen. Ein Teil von diesen fand in Deutschland Schutz. Das führte im Bereich der Systeme gesundheitlicher Versorgung zu einer neuen Situation: Es entwickelte sich hier eine sogenannte »Willkommenskultur«. Geflüchteten Menschen, die aufgrund ihrer Erfahrungen bzw. ihrer körperlichen oder seelischen Verfasstheit Beratung und Behandlung benötigten, wurde eine zunehmende Aufmerksamkeit auch unter der Gruppe der Heilberufler/-innen zuteil. Kliniken wie auch ambulant tätige Ärzte/Ärztinnen und Therapeuten/Therapeutinnen öffneten sich für die Bedarfe geflüchteter Menschen oder bo-

ten ehrenamtlich ihre (professionelle) Unterstützung an.
Damit erlangte die Thematik der Verständigung eine weitestgehend positive Aufmerksamkeit und Anerkennung in
der Fachwelt, unterstützt von den entsprechenden Fach-
kammern und Verbänden. Viele Kliniken bemühen sich
um die Einrichtung von Budgets für eigene Sprachmitt-
lungspools und zunehmend greifen Ärzte/Ärztinnen und
Therapeuten/Therapeutinnen in den verschiedenen Ver-
sorgungssystemen auf die etablierten Vermittlungsstel-
len für Sprachmittler/-innen zurück. Was vorher fachlich
umstritten und abgewehrt wurde, erfährt nun eine breiter
geteilte Anerkennung: Diagnostik, Beratung und Behandlung bedürfen einer sprachlichen Verständigung, diese
muss gegebenenfalls mit dem Einsatz von Sprachmittlern/
Sprachmittlerinnen sichergestellt werden.

In dieser Situation einer erhöhten Sensibilität und
fachlichen Anerkennung bleiben die bestehenden Initiativen der qualifizierten Sprachmittlung weit hinter dem
realen Bedarf zurück und stoßen an ihre Kapazitätsgren-
zen. Sprachmittler/-innen sind gefragt wie nie zuvor. Dies
schlägt sich teilweise in verbesserten Anstellungs- und Be-
zahlungsverhältnissen nieder und darin, dass Sprachmitt-
ler/-innen mehr Auswahl in Hinblick auf ihre Einsatzbe-
reiche haben. Neben der permanent wachsenden Nutzung
des Sprachmittlungsangebots müssen sich alle Vermittlungszentralen und Sprachmittler/-innen-Pools der Aufgabe stellen, mit der hohen Fluktuation der ausgebildeten
Sprachmittler/-innen umzugehen. Denn diese bringt nicht
nur eine sprachliche, zeitliche und regionale Einschränkung des Angebots mit sich, sondern erfordert auch immer wieder erneute Anstrengungen zur Gewinnung von
Sprachmittlern/Sprachmittlerinnen sowie die damit ein-
hergehende Qualifizierung und fachliche Begleitung.

Parallel zu dieser Entwicklung breitete sich allerdings
auf Seiten einiger Leistungserbringer/-innen und mög-

licher Kostenträger – vor dem Hintergrund fehlender struktureller Lösungen zur Finanzierung von Sprachmittlungsleistungen – eine Haltung aus, die den bereits in den Vorjahren erreichten Minimalstandards den Boden entzog. Es wird wieder verstärkt darauf verwiesen, dass Geflüchtete zur Mitwirkung verpflichtet sind und dass zunächst die Verantwortung bei ihnen liegt, für Sprachmittlung zu sorgen. Entsprechend werden wieder vermehrt Zufallsdolmetschende eingesetzt.

Unterschiedliche Initiativen, Organisationen und Fachverbände greifen diese problematische Tendenz auf und wirken dem bewusst und geeint entgegen. Dazu gehören die BAfF, die Bundespsychotherapeuten – sowie die Bundesärztekammer, die auf politischer Ebene eine strukturelle Lösung zur Finanzierung von notwendigen Sprachmittlungsleistungen im Gesundheitswesen fordern. Ziel dabei ist auch, dass die Arbeit mit Sprachmittlern/Sprachmittlerinnen als Chance für Integration und Inklusion wahrgenommen wird. Darüber hinaus wird an weiterführenden Modellen von Qualifizierungsmaßnahmen, an Qualitätsstandards und der Berufsanerkennung gearbeitet, um eine professionelle Sprachmittlung – nicht nur im therapeutischen Bereich – zu etablieren.[1]

---

1   Die SprInt gemeinnützige eG muss hier genannt werden, die mittels ihrer Vermittlungszentralen und ihren strategischen Partnern in elf Bundesländern vertreten ist und in fünf davon ihre 18-monatige Vollzeitqualifizierung für Sprach- und Integrationsmittler/-innen (SprInt) anbietet. Aktuell strebt SprInt in der Bundesarbeitsgruppe zur Berufsbildentwicklung (BAG), zusammen mit dem Gemeindedolmetschdienst Gesundheit Berlin-Brandenburg e. V., dem Interkulturellen Büro Darmstadt, den Migrationsdiensten, der Diakonie Wuppertal, dem Universitätsklinikum Hamburg-Eppendorf sowie der Bikup gGmbH eine staatliche Anerkennung für das Berufsbild der Sprach- und Integrationsmittler/-innen an.

Literatur

Corman-Bergau, G. (2015). Vorwort zur zweiten Auflage. In NTFN – Netzwerk für traumatisierte Flüchtlinge in Niedersachsen (Hrsg.), Psychotherapie zu Dritt. Über die Arbeit mit Dolmetschern in therapeutischen Gesprächen (S. 5–6). Hannover: Selbstverlag.

Küchenhoff, J., Mahrer Klemperer, R. (2009). Psychotherapie im psychiatrischen Alltag. Die Arbeit an der therapeutischen Beziehung. Stuttgart: Schattauer Verlag.

Opraus, A. (2003). Rollen der Dolmetscherin in der psychotherapeutischen Triade. In K. Schubert (Hrsg.), Übersetzen und Dolmetschen. Modelle, Methoden, Technologie (S. 117–138). Tübingen: Narr Francke Attempto.

3 Kommunikationsprozesse und Übersetzungsebenen in der Therapie und Beratung von Geflüchteten

Elvira Hadzic, Kultur- und Sprachwissenschaftlerin

Die Wirkmacht von Sprache und die Relevanz von angemessener Verständigung kommen im gesundheitlichen Bereich häufig erst dann zum Vorschein, wenn schnelle, passgenaue und kosteneffiziente Diagnostik und Therapie aufgrund unzureichender Kommunikationsmöglichkeiten ausbleiben. Dies zieht nicht nur lange Behandlungsschleifen und hohe Kosten nach sich, sondern stellt besonders eine große Gefahr für die körperliche und psychische Gesundheit dar, wenn Symptome nicht erkannt oder falsch behandelt werden. Menschen mit Migrations- und Fluchterfahrung, die sich zunächst nicht ausreichend auf Deutsch verständigen können, sind darauf angewiesen, dass im Rahmen des Versorgungssystems Möglichkeiten zur Verständigung geschaffen werden. Sprachmittlung bildet in der psychosozialen Beratung oder Therapie von geflüchteten Menschen eine Grundlage für einen wirksamen Behandlungs- und Beratungsprozess sowie für die Beziehungsarbeit zwischen den Beteiligten.

In der Therapie und Beratung entsteht mit der Hinzunahme einer sprachmittelnden Person aus der für viele Praktiker/-innen vertrauten und gängigen Zweierkonstellation von Fachperson und Klient/-in eine komplexe und erweiterte Gesprächssituation. Es sitzen mindestens drei Gesprächsteilnehmer/-innen zusammen. Den inhaltlichen Beitrag leisten in der Regel der Klient/die Klientin und die beratende Fachperson, während die dritte Person das Gesagte durch sprecherische und translatorische Leistungen weitervermittelt, inhaltlich jedoch nichts hinzufügt oder weglässt. Dabei ergeben sich in solchen Settings auch

Ausnahmen, in denen die sprachmittelnde Person sich inhaltlich einbringt, um beispielsweise Missverständnisse
oder Verständnisschwierigkeiten direkt zu klären. Entsprechend kann durch den Einsatz von Sprachmittlern/Sprach-
mittlerinnen die verbale Kommunikation und Verständigung über »Umwege« gewährleistet werden: Das Gesagte
wird erst in eine andere Sprache übertragen, um anschließend verstanden zu werden. Doch derart vereinfachte Dar-
stellungen werden dem grundlegenden Verständnis von
Sprachmittlung in therapeutischen und beratenden Sitzungen nicht gerecht. Sprachlich-artikulatorische Faktoren wie
die Formulierung und Gliederung des Zieltextes, die für
die Zielsprache angemessene Intonation (Akzentuierung)
und Sprechpausen der sprachmittelnden Person werden
von der jeweiligen adressierten Person unmittelbar wahrgenommen und spielen eine ebenso wichtig Rolle wie der
übertragene Inhalt. Um eine idiomatische und korrekte
Wiedergabe zu gewährleisten, bedarf es der Kompetenz,
sprecherische Mittel der Zielsprache wirkungsbewusst
einzusetzen (vgl. Ahrens, 2016, S. 86). Die Betrachtung
unterschiedlicher Übersetzungsebenen und Kommunikationsprozesse hilft dabei, der bestehenden Komplexität
des Verständigungsvorgangs differenzierter zu begegnen,
arbeitsunterstützende Vorgehensweisen abzuleiten und
Rückschlüsse über eine für den Prozess relevante Beziehungsarbeit zu ziehen.

 Die Anzahl an beteiligten Personen und gesprochenen
Sprachen verdeutlichen die Vielschichtigkeit der Rahmenbedingungen, mit denen es im Gesprächsverlauf umzugehen gilt. Die Arbeit mit Migranten/Migrantinnen und
Geflüchteten unterscheidet sich dabei nicht grundsätzlich
von der mit deutschsprachigen Klienten/Klientinnen: »die
bestehenden Fragen- und Problemstellungen werden mit
Hilfe der professionellen Fähigkeiten der Hilfeleistenden
einer Lösung zugeführt« (Tosic-Memarzadeh, Egenolf,

Giesin u. Besikci, 2003, S. 12). Voraussetzung für die Arbeit, vor allem auch für den Aufbau von Beziehung und Vertrauen in den psychosozialen oder psychotherapeutischen Sitzungen, ist die direkte und spontane verbale Verständigung. Gerade nach starken Belastungssituationen, die Geflüchtete vor, während und nach der Vertreibung und Flucht erfahren, können psychisch bedingte Sprechstörungen (Sprechblockaden, Mutismus, Stottern und andere Störungen des Redeflusses) oder auch physisch bedingte Auswirkungen auf das Ausdrucksvermögen (z. B. bereits bestehende Sprachstörungen oder durch Folter- oder Gewalterfahrungen erzeugte Schäden im Nervensystem) auftreten. Die Gewährleistung von Verständigung durch Fachpersonal ist dabei eine besonders anspruchsvolle Aufgabe. Die geschulte und qualifizierte Sprachmittlung beeinflusst den Behandlungserfolg der Therapie in hohem Maße.

Ulrike Kluge und Nadja Kassim (2006, S. 186) benennen vier Ebenen der Übersetzung, die sich auf das Gelingen der Kommunikation und somit auf einen erfolgreichen Verlauf in der Beratung und Therapie auswirken: Übersetzungswege, Übersetzungsart, Übersetzungsinhalte

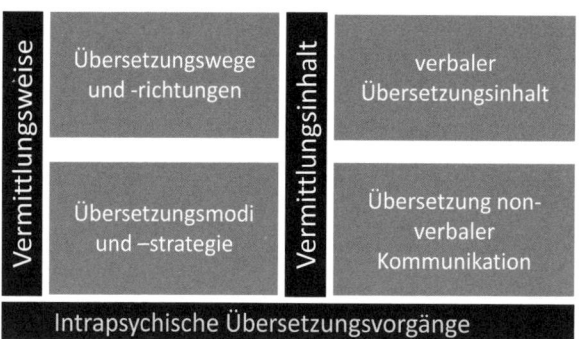

Abbildung 1: Kommunikationsprozesse und Vermittlungsweisen bei der Sprachmittlung

und intrapsychische Übersetzungsvorgänge (vgl. Abbildung 1).

Die in Abbildung 1 dargestellten vier Ebenen der Sprachmittlung gilt es näher zu betrachten und an einigen Stellen inhaltlich zu ergänzen. Das Zusammenarbeiten mit Sprachmittlern/Sprachmittlerinnen erfordert Absprachen in Bezug auf die Fragen, wie das Gesagte übersetzt (Vermittlungsweise und sprecherische Leistung), was wiedergegeben werden soll (Vermittlungsinhalt) und welche intrapsychischen Vorgänge sich auf die Sprachmittlung auswirken. Das Wissen oder das Bewusstsein um die Übersetzungsebenen und deren Zusammenspiel in der Kommunikation ist für die Therapeuten/Therapeutinnen und Berater/-innen sowie auch Sprachmittler/-innen relevant, da sie Auswirkungen auf die Gesprächsgestaltung, die Beziehungsdynamiken und den Beziehungsaufbau haben.

3.1 Übersetzungs- und Verständigungsweisen in der Kommunikation mit Sprachmittlern/ Sprachmittlerinnen

Hinsichtlich der verschiedenen Ebenen der Übersetzung und Verständigung werden im ersten Abschnitt dieses Unterkapitels die Übersetzungswege und Sprechrichtungen sowie die damit verbundenen Sprachmittlungsleistungen beschrieben. Im Anschluss daran geht es im zweiten Abschnitt dann um die Frage nach einer geeigneten Übersetzungsstrategie und um die geeigneten Übersetzungsmodi. Diesbezüglich wird unter anderem der Unterschied zwischen simultanen und konsekutiven Dolmetschen dargestellt.

3.1.1 Übersetzungswege und Sprechrichtungen: bidirektional, -lingual und -lateral

Durch die sprachliche Barriere zwischen der psychotherapeutischen oder sozialen Fachperson und der Klientin oder dem Klienten ist kein direkter Austausch von Gesprächsinhalten möglich. Entsprechend gelingt die sprachliche Interaktion ausgehend von zwei Sprechern/Sprecherinnen durch eine gesprächsstützende Vermittlung in zwei Sprachen und zwei Übersetzungsrichtungen. Therapeuten/ Therapeutinnen und Berater/-innen können die sprachlichen Fähigkeiten ihrer Klienten/Klientinnen in der Regel nicht einschätzen und auch nicht spontan auf Äußerungen reagieren. Die Wege, die das Gesagte in der Beratung oder Therapie nimmt, gehen über eine dritte Person, die sowohl der Muttersprache der psychosozialen Fachkraft als auch der Klientin/des Klienten mächtig ist. Unmittelbare Verständigung findet in erster Linie zwischen Therapeut/-in bzw. Berater/-in und Sprachmittler/-in sowie zwischen Klient/-in und Sprachmittler/-in statt. Durch diese Umwege gelangen Informationen erst nach einem Verstehens- und Produktionsprozess, der sich beim Sprachmittler oder bei der Sprachmittlerin abspielt, an die Zielperson.

Sprachmittler/-innen haben in der Kommunikationssituation zwei wesentliche Gesprächsrollen inne: Sie sind gleichzeitig die Empfänger/-innen des Ausgangstextes in einer Sprache und die Sender/-innen des Zieltextes in einer anderen Sprache. Der Inhalt des gehörten Ausgangstextes und des übersetzten Zieltextes ist dabei äquivalent. Für die sprachmittelnde Person bedeutet dies in der äußerst dynamischen Kommunikationssituation: aktives Zuhören, Verstehen sowie Formulieren und Weitervermitteln von gespeicherten Inhalten (vgl. Ahrens, 2016). Bei dieser geistigen Leistung ist allerdings nicht nur »sprachgebundenes ›Transkodieren‹« (Pöchhacker, 2016, S. 70) grund-

legend, um ein gegenseitiges Verstehen sicherzustellen.
Die geistige Leistung erfordert zugleich einen Sinnerfassungsprozess, »in dem sprachlicher Input mit im Gedächtnis gespeicherten Sprach- und Weltenwissensbeständen
in Bezug gesetzt« (S. 70) wird. Daneben ist auch die sprecherische Leistung beim Vermittlungsvorgang eine komplexe Herausforderung bei der Sicherstellung von Verstehensprozessen. So soll bei der Produktion des Zieltextes
die Wiedergabe ohne Nachahmung grammatikalischer
Strukturen oder des Satzbaus der Aussagesprache erfolgen
(vgl. Ahrens, 2016).

Durch das interaktive Gespräch in der Therapie oder
Beratung wechselt die Rolle der primären Gesprächspartner/-innen von Sprechenden zu Empfängern/Empfängerinnen und andersrum, während der sprachliche Transfer
in beide Richtungen und in alternierenden Rollen durch
die sprachmittelnde Person gewährleistet wird. So lässt
sich die Sprechrolle klar definieren: Pro Äußerung ist die
sprachmittelnde Person in beiden Rollen beansprucht, sowohl als Empfänger/-in wie auch als Sender/-in. Klient/-in
und Therapeut/-in bzw. Berater/-in haben hingegen jeweils pro Äußerung nur eine Rolle inne (zu Gesprächsverlauf und Sprechrollen siehe Abbildung 2). Vom Therapeuten/von der Therapeutin und vom Klienten/von der
Klientin verlangt der entschleunigte Rollenwechsel Konzentration, Einordnung der übersetzten Äußerung und
Geduld in den Übersetzungspausen und -phasen. Erwiderungen erfolgen in portionierter Weise auf das Gesagte.
Durch diese Entschleunigung in der verbalen Kommunikation kann die Wahrnehmung und Einschätzung von
Gestik, Mimik, Gesamtsituation sowie Stimme für den Beratungs- oder Therapieverlauf bewusster geschehen.

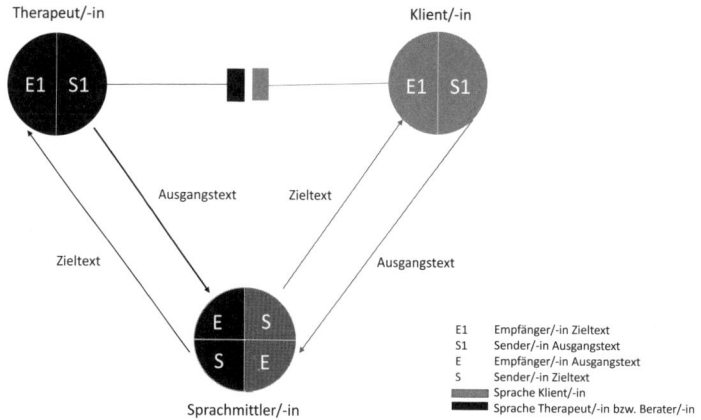

Abbildung 2: Gesprächsverlauf und Sprechrollen in der Beratung und Therapie bei Einbezug von Sprachmittlern/Sprachmittlerinnen

3.1.2 Übersetzungsstrategie und Übersetzungsmodi

Wie viel von dem Gesprächsinhalt und auch -bedarf insgesamt durch die Übersetzungswege eingebüßt wird, hängt zum einen von den vorgesehenen Zeitfenstern wie beispielsweise einer festgelegten fünfzigminütigen Therapiesitzung (Sitzungen variieren häufig zwischen fünfzig und hundert Minuten) und zum anderen von der Übersetzungstechnik sowie den besonderen Anforderungen der psychotherapeutischen Behandlung ab. Eine zeitliche Verzögerung der Informationsaufnahme entsteht im Verständigungsprozess besonders dann, wenn konsekutiv übersetzt wird. Das liegt vor allem daran, dass das Gesprochene oder einzelne Anteile der Rede zwar unmittelbar im Anschluss an die Darbietung von der sprachmittelnden Person in der Zielsprache wiedergegeben werden, aber die Inhalte eben nacheinander geäußert werden und dadurch mehr Zeit beanspruchen als beim gleichzeitigen Simultandolmetschen (vgl. Ahrens, 2016).

Das Nacheinander-Sprechen beim Konsekutivdolmet-schen unterscheidet sich somit von der simultanen Über-setzung, bei der eine direkte Wiedergabe des Gesagten noch während des Sprechvorgangs stattfindet. Die Zeit-spanne zwischen ausgangs- und zielsprachlicher Äu-ßerung liegt bei qualifizierten und professionellen Sprachmittlern/Sprachmittlerinnen beim simultanen Übersetzungsverfahren bei wenigen Sekunden (ca. zwei bis drei Sekunden, vgl. Pöchhacker, 2016). Es werden kurze Einheiten schnell aufeinanderfolgend aus der Aus-gangs- in die Zielsprache vermittelt. Beim konsekutiven Verfahren kann die Zeitspanne von Ausgangsäußerung zur zielsprachlichen Textproduktion variieren. Dies liegt daran, dass erst nach Äußerungsende des Ausgangstex-tes der Zieltext formuliert wird und die Dauer der Über-tragung dabei davon abhängt, wie lang und komplex (In-halt, Satzbau, Begriffe) die Spracheinheiten der Klienten/Klientinnen sind und wie schnell Informationen durch die sprachmittelnde Person gespeichert, eingeordnet und abgerufen werden.

Die Herausforderung beim Simultandolmetschen ist einerseits durch das gleichzeitige Hören, Verstehen und Sprechen gegeben. Andererseits muss auch der Prozess der Zwischenspeicherung von Informationen, der Ein-ordnung, der Sinnerfassung sowie das geeignete Formu-lieren von spontanen Aussagen zeitig in kurzen Abstän-den erfolgen. Dieses häufig mit technischen Hilfsmitteln durchgeführte Verfahren findet meist in komplexen Ver-handlungen und Konferenzen mit mehreren Beteiligten Verwendung und wird bevorzugt bei der Übersetzung in eine Zielsprache und entsprechend in nur eine Richtung angewandt. In der Therapie und Beratung begegnet man dieser Form von Sprachmittlung in Ausnahmefällen wie zum Beispiel bei Sequenzen der Traumaexposition oder in Situationen, in denen Klienten/Klientinnen emotional stark belastet sind. Diese Variante ermöglicht, dass der Redefluss nicht unterbrochen und der Faden nicht immer wieder neu aufgenommen werden muss.

Das bilaterale, konsekutive Dolmetschen ist trotz zeitlichem Aufwand in psychotherapeutischen und beraterischen Kontexten die präferierte Dolmetschtechnik. Sie eignet sich für Gesprächs- und auch Verhandlungssituationen, die ein bidirektionales Arbeiten in zwei Sprachen und einen natürlichen Gesprächsablauf erfordern. Durch die klare Reihenfolge beim Sprechen können Irritationen oder Belastungen besser vermieden werden. Vor allem für die belasteten Klienten/Klientinnen in der Beratung und Therapie bietet diese Variante einen geordneten und stabilen Verständigungsablauf sowie Schutz vor Überforderung. Ahrens (2016) verdeutlicht, dass »situative und sprachliche Parameter« (S. 92) die Konsekutivvariante von der uniliteralen unterscheiden. Die Sprachmittler/-innen sind beim Konsekutivdolmetschen direkt in das Gesprächsgeschehen eingebunden und nicht nur physisch anwesend. Sie sitzen mit den Gesprächspartnern/Gesprächspartnerinnen am Tisch und müssen folglich eine geeignete Sitzposition einnehmen, um alle Sprecher/-innen zu hören und gleichermaßen gehört zu werden (vgl. Ahrens, 2016). Sprachlich erfordert die konsekutive Übersetzung »ein hohes Maß an Flexibilität sowie unmittelbarer Reaktion und Rückkopplung« (S. 92).

Die Länge eines konsekutiv zu übersetzenden Sprechtextes variiert zwischen einigen wenigen Sätzen bis hin zu zwölf Minuten (vgl. Ahrens, 2016). Dies ergibt sich durch den Kontext und hängt auch mit der Professionalität und Ausbildung der sprachmittelnden Person zusammen. Bei geschulter und professioneller Sprachmittlung ist die Länge des Ausgangstextes und des Zieltextes in der Regel in beide Übersetzungsrichtungen ähnlich. Werden beispielsweise Fremdwörter oder kulturspezifische Begriffe verwendet, die von der sprachmittelnden Person in der jeweiligen Zielsprache umschrieben werden müssen, so kann die Länge von Ausgangs- und Zieltext stark variieren. Abhängig ist dies von den in der Zielsprache vorhandenen bzw. nichtvorhandenen begrifflichen Entsprechungen. Kurze Sprecheinheiten erleichtern die direkte, wortgetreue und ungefilterte Wiedergabe.

Die von den Therapeuten/Therapeutinnen oder Beratern/Beraterinnen und Klienten/Klientinnen vermittelten Inhalte, Ausdrucksformen und Funktionen einzelner Sprachbilder und -elemente des Ausgangstextes sind als Ausdruck einer wahrgenommenen und erlebten Welt, der eigenen Identität sowie der Gedanken und Bewusstseinsprozesse besonders wichtig für den Behandlungsverlauf. Entsprechend begegnet man häufig der Auffassung, dass die (annähernd) genaue Wiedergabe des Gesagten Ziel des Dolmetschens sein sollte, um im Gespräch mit den konkreten Inhalten und Erzählverfahren zu arbeiten. Diese geben Hinweise auf Denkstrukturen, Umgangsstrategien, Weltanschauungen und Wertsysteme und können bei der Diagnose von Krankheitssymptomen relevante Informationen aufdecken. Dies lässt sich beim Sprachmitteln im Gespräch durch die direkte Rede und das Übersetzen in der ersten Person (Ich-Perspektive) umsetzen.

Da es sich bei einem beratenden oder psychotherapeutischen Gespräch um einen dialogischen Prozess handelt, in dem unmittelbar nach dem Verstehen Reaktionen auf Äußerungen entstehen, zeigen sich bei der Sprachmittlung Herausforderungen bei der Formulierung spontaner und weniger »strukturierter« Aussagen. Ahrens (2016) benennt einige dieser Sprachmittel: »Redundanzen, Ellipsen, Satzabbrüche und syntaktische Umplanungen beim Sprechen sowie weniger formale Lexik« (S. 93). Gleichzeitig können in Beratungs- und Behandlungssituation unterschiedliche persönliche Wirkfaktoren eine Veränderung des übersetzten Zieltextes aufseiten der Sprachmittlung bewirken. Umfangreiche Sprecheinheiten begünstigen gewollte oder ungewollte Veränderungen des Sprechtextes. Ist der Redeanteil zu groß, so können einzelne Begriffe und Aussagen in der Übersetzung bewusst oder unbewusst ausgespart werden. Dies hängt unter anderem mit der Konzentrationsfähigkeit der sprachmittelnden Person zusammen. Neben der unvollständigen Übertragung von Gesprochenem läuft man bei zu langen Sprecheinheiten Gefahr, dass Sprachmittler/-innen eigenmächtig Informationen hinzufügen, um in den langen Redeanteilen »sinnvolle« Verbindungen herzustellen oder eigenes (kulturspezifisches) Wissen einzuflechten. Auch individuelle Neigungen der sprachmittelnden Person können die authentische Wiedergabe beeinträchtigen: das eigenständige Vollenden von Sätzen oder Gedanken der Klienten/Klientinnen, das Beschönigen von geschilderten Erlebnissen und Erfahrungen sowie Ausdrucksweisen und eine damit entstehende Intellektualisierung von Gesagtem verzerren das Bild von der realen Wahrnehmungs- und Erlebensweise der Klienten/Klientinnen. Im beraterischen oder therapeutischen Kontext lassen sich längere Sprecheinheiten sowie fachliche oder kulturspezifische Begriffe nicht immer vermeiden. Bei ausführlichen Beschreibungen oder komplexen Gesprächsinhalten greifen Sprachmittler/-innen auf Methoden wie die Notizentechnik und das Arbeiten mit Symbolen zurück. Diese Techniken können erlernt und erprobt werden. Sie sind in der Praxis jedoch umstritten.

Therapeuten/Therapeutinnen ohne die jeweiligen Sprachkenntnisse haben kaum eine Möglichkeit, diese Veränderungen in der Übersetzung festzustellen. Für die psychotherapeutische Fachperson können vorerst ausschließlich die Länge der übersetzten Texteinheiten sowie die direkte (nonverbale) Reaktion des Klienten/der

Klientin Aufschluss über ein wortgetreues Dolmetschen
geben. Ersteres funktioniert meist nur bei kurzen und
einfachen Spracheinheiten, die ohne schwer übersetzbare
Fachtermini auskommen. Zweiteres kann zu Irritationen
führen, wenn der korrekte und wortgetreue Zieltext für
allgemeines Missverständnis oder für Verwunderung bei
der Hörerin oder dem Hörer sorgt. Im Verlauf von längeren Beratungen und Therapien können sich die Kenntnisse der Klient/-innen in der deutschen Sprache zudem
verbessern. Dadurch kann die Sprachmittlung durch die
Klientin oder den Klienten selbst hinterfragt und mit der
zuständigen beratenden oder therapeutischen Fachperson
besprochen werden. Solche Fortschritte beim Erlernen der
Zielsprache befähigt einige Klient/-innen die Beratung
oder Therapie mit der Zeit auch ohne sprachmittelnde
Person fortzuführen.

3.2 Verbale und nonverbale Inhalte
in der Sprachmittlung

In diesem Unterkapitel geht es zunächst um die kulturspezifischen Beschreibungen von Befindlichkeitszuständen
bei Geflüchteten, das heißt um verbale Inhalte. Im zweiten
Teil stehen dann die nonverbalen Signale im Mittelpunkt.

3.2.1 Kulturspezifische Beschreibungen des
Befindlichkeitszustandes im Therapie- und
Beratungssetting

Vertreibung, Flucht, Gewalt, Angst, Krankheit und Schwierigkeiten im Aufnahmeland sind nur einige wenige Auslö-
ser, die bei Geflüchteten zu einer besonders belasteten gesundheitlichen oder emotionalen Verfassung führen und
auch in den Therapien und Beratungen in ihrer Komplexität zum Gesprächsthema werden können. Traumafolge-

störungen, wie die Posttraumatische Belastungsstörung, sowie Depressionen und Angstzustände sind neben vielen weiteren häufige Krankheitsbilder von geflüchteten Menschen. Sie sind nicht immer sofort erkennbar oder von den Betroffenen verbalisierbar. Nicht selten machen sich diese Zustände erst nach einem längeren Aufenthalt im Aufnahmeland bemerkbar und werden durch die dort vorgefundenen strukturellen, institutionellen, politischen und auch sozialen Anforderungen und Hürden verschlechtert. Die kulturelle Dimension von Inhalten zeigt sich in der Sprachmittlung unter anderem beim Verständnis von Gesundheit und Krankheit.

In der Therapie oder Beratung mit Sprachmittlern/ Sprachmittlerinnen unterscheidet sich die inhaltliche Arbeit mit geflüchteten Menschen nicht grundlegend von der im Zweiersetting zwischen muttersprachlichen Fachpersonen und Klienten/Klientinnen: Im Kontext Therapie werden konkrete Ereignisse, Lebensumstände und Gefühle aus der Biografie des Menschen bearbeitet. Hier sind die inhaltlichen Schwerpunkte den besonderen Rahmenbedingungen und Verfahrensweisen des jeweiligen Therapie- oder Beratungsverfahrens geschuldet und abhängig von den Informationen, die das Individuum, Paare oder Familien im Gesprächsverlauf mitteilen möchten. Die Inhalte können in der Konstellation mit Sprachmittlung jedoch sowohl sprachliche als auch kulturelle Besonderheiten aufweisen. Ein Beispiel ist das »Körper-Seele-Paradigma«, bei dem Körperteilmetaphern in den jeweiligen Kultur- und Sprachkreisen unterschiedlicher Dekodierungsprozesse bedürfen. Ein prominentes Beispiel findet sich in der Behandlung und Beratung von türkischen Patienten/Patientinnen, die eine Geste machen und äußern, ihr Nabel sei gefallen. Hier ist nicht die Rede von einem tatsächlich abgefallenen Bauchnabel – gemeint ist, dass sie sich nicht mehr im Gleichgewicht fühlen.

In vielen Kulturen werden seelische Zustände durch den Gebrauch von körperlichen Metaphern geäußert, die bei einer wortwörtlichen Übersetzung zu Irritationen oder Missverständnissen führen können. Hierbei kann aber auch die Beurteilung von Aussagen über das körperliche Befinden der Klienten/Klientinnen durch die sprachmittelnde Person relevant sein, da Migranten/Migrantinnen und Geflüchtete aus einigen der Herkunftskulturen bei der Beschreibung ihres Befindens keine Metaphern verwenden, sondern tatsächliche physische Beschwerden benennen. Dies kann an einem fehlenden Verständnis von Belastungen mit psychischem Ursprung liegen. Dadurch entsteht für Therapeuten/Therapeutinnen und Sprachmittler/-innen eine besondere Herausforderung. Vor allem die sprachmittelnde Person muss im Übersetzungsprozess entscheiden, ob Metaphern und auch Aussagen rund um das Thema Körper und Gesundheit wörtlich oder im kulturspezifischen Kontext der Zielsprache übertragen werden sollen. Dabei besteht die Gefahr, dass der gesagte Inhalt verändert wird und Missverständnisse entstehen oder nicht aufgedeckt werden. Für Therapeuten/Therapeutinnen und Berater/-innen ist das Wissen um kulturspezifische Krankheits- und Gesundheitsparadigmen wichtig, um Gesagtes einzuordnen. Dies gilt auch für die kontextabhängigen oder kulturspezifischen Wortentsprechungen in der Übersetzung. Gerade bei Begriffen, die in der Zielsprache viele oder gar keine Entsprechungen haben, unterliegt die Übersetzung von Gesprächsteilen dem Verständnis der unmittelbaren Rezipienten/Rezipientinnen, also der sprachmittelnden Personen.

Eine zusätzliche Schwierigkeit besteht für Therapeuten/Therapeutinnen und Sprachmittler/-innen, wenn die Vermittlung komplexer Inhalte durch krankheitsbedingte Begrenzungen des Ausdrucksvermögens bei dem Klienten/der Klientin beeinträchtigt wird.

3.2.2 Sprachmittlung in der Kommunikation ohne Sprache – Gesicht, Körper, Raum

Nonverbale Signale werden von allen Beteiligten im Gespräch sowohl bewusst als auch unbewusst ausgesendet und tragen dadurch zur Kommunikationssituation bei und beeinflussen das Vertrauensverhältnis. In der Gesprächssituation mit Sprachmittlern/Sprachmittlerinnen ist die Gestik und Mimik des Gegenübers besonders präsent, da sie ohne sprachliche Vermittlung rezipiert werden kann. Die Therapeuten/Therapeutinnen oder Berater/-innen können beispielsweise anhand von Körperhaltung, Arm- und Kopfbewegungen sowie Tonlage und Gesichtsausdruck einen Eindruck darüber gewinnen, in welchem Gemütszustand sich ihre Klienten/Klientinnen befinden oder welche Gesten und Gesichtszüge die gesprochenen Inhalte unterstützen oder aufheben. Gleiches gilt auch für den Therapeuten/die Therapeutin bzw. den Berater/die Beraterin und den Sprachmittler/die Sprachmittlerin. Die Gestik und Mimik kann auch ohne eine gemeinsame Sprache einen ersten Aufschluss über die psychische und physische Verfassung aller Beteiligten geben.

Trotzdem gibt es auch in der nonverbalen Kommunikation kulturspezifische Signale, die missverstanden werden können: Beispiele dafür sind die Bedeutungsumkehr von Kopfnicken und -schütteln durch Unterschiede im Bewegungstempo oder in der Häufigkeit sowie die Vermeidung von Blickkontakt und das Herabsenken des Kopfes aus Schamgefühl oder Demut. Aber auch kulturunspezifische Signale können bei den Rezipienten/Rezipientinnen unterschiedlich wahrgenommen und interpretiert werden. So kann ein konzentrierter Klient/eine konzentrierte Klientin beispielsweise für Außenstehende sehr angestrengt, verdutzt oder wütend wirken und bei der sprachmittelnden und der behandelnden Person verschiedene Wahrnehmungen hervorrufen, die gegebenenfalls im weiteren Gesprächsverlauf eine Verbalisierung erfordern.

Zu den nonverbalen Signalen gehört auch die Anordnung im Raum (Proxemik): Für die sowohl verbale als auch nonverbale Kommunikation ist die räumliche Anordnung besonders beachtenswert. In der Praxis entstehen diesbezüglich viele Fragen, die es zu berücksichtigen gilt:

- Wie ist die Sitzposition bei drei Gesprächsbeteiligten?
- Wie wird die Triade bei Bedarf mit anderen Personen erweitert?
- Wie ist die Sitzanordnung, wenn Kinder oder Jugendliche dabei sind?
- Soll die sprachmittelnde Person für die Gesprächspartner/-innen sichtbar sein?
- Wie sind die am Gespräch Beteiligten zueinander gerichtet?
- Welche Körperhaltung sollte eingenommen werden?
- Wie weit sitzen die am Gespräch Beteiligten auseinander?
- Sitzen sie auf gleicher Höhe und schauen sie sich direkt an?
- Entstehen Berührungen zwischen den Beteiligten?
- Welche Bewegungen finden im Raum statt?

Die Aspekte von Nähe und Distanz sowie Zugewandtheit und Abgewandtheit sind in der interkulturellen Zuordnung im Raum sehr komplex und können die Beziehung und das Vertrauensverhältnis maßgeblich beeinflussen. In den nachfolgenden Kapiteln werden die damit zusammenhängenden Fragen und mögliche Konfliktsituationen aufgegriffen.

Für eine effektive Übersetzung von Gesprächsinhalten ist bei der konsekutiven Sprachmittlung grundsätzlich eine Sitzposition zu wählen, die es ermöglicht, »alle GesprächspartnerInnen gleichermaßen gut zu hören und von allen gut gehört zu werden« (Ahrens, 2016, S. 92). In der Praxis hat es sich bewährt, die sprachmittelnden Personen sicht- und hörbar als Beteiligte in die Gesprächsrunde zu integrieren.

Inwiefern sich nonverbale Signale auf das verbale Dolmetschverhalten der Sprachmittler/-innen auswirken, kann nicht konkret festgestellt werden. Eine Deutung der nonverbalen Zeichen kann sich unter anderem auf das verwendete Vokabular, die Tonlage oder die Übertragungsdauer der Sprachmittler/-innen auswirken. Passen sie sich beispielsweise dem traurigen, erschöpften oder gutgelaunten Ton der Klienten/Klientinnen bzw. dem verständnisvollen oder bestärkenden Ton der Psychotherapeuten/Psychotherapeutinnen an oder übersetzen sie die gesagten Inhalte in einer neutralen Stimme? Wird ein trauriger, ängstlicher oder fröhlicher Gesichtsausdruck durch passende Vokabeln in der Übersetzung unterstrichen? Verzögert sich die Übersetzung, weil eine Irritation aufgrund eines Widerspruchs zwischen Gestik oder Mimik und Gesprochenem entsteht? So erfordert der Umgang mit nonverbalen Signalen sowohl eine Berücksichtigung der unterschiedlichen kulturellen Dimensionen als auch gelegentliches Thematisieren des Wahrgenommenen.

3.3 Intrapsychische Übersetzungsvorgänge

»Zwischen allen in der Triade Beteiligten entstehen Empfindungen, Einstellungen und Bewertungen der Situation und Person. Es existieren (bewusste oder unbewusste) Erwartungen, Motivationen, tatsächliche oder angenommene Abhängigkeiten, und es entstehen Bindungen (Beziehungen)« (Tosic-Memarzadeh et al., 2003, S. 21).

Ähnlichkeiten oder Unterschiede in der Erwartung, Bewertung, Motivation und Einstellung beeinflussen die Dynamik im therapeutischen und beraterischen Gespräch und somit den Aufbau sowie die Qualität der Beziehung zueinander. So können ähnliche oder gut abgestimmte Erwartungen und Motivationen die Zusammenarbeit zwischen beratender/behandelnder und sprachmittelnder Person verstärken, während unausgesprochene oder zu große Unterschiede in den Vorstellungen der gemeinsamen Arbeit zu Widerständen und Abwehr bei den einzelnen oder auch allen Beteiligten führen können. Innerpsychische Prozesse können das Dolmetschverhalten sowie das Verstehen von Übersetztem stark beeinflussen. Durch die Individualität der Beteiligten entstehen in der komplexen Gesprächssituation unterschiedliche Herausforderungen und gleichzeitig auch große Potentiale für den Aufbau von Beziehungen. Alle Beteiligten ordnen die Vorgänge und Inhalte in der therapeutischen Sitzung in das eigene Wertesystem ein (vgl. Kluge u. Kassim, 2006). Der Umgang mit dieser Tatsache spielt in der durch eine sprachmittelnde Person erweiterten Konstellation eine besonders wichtige Rolle.

Tosic et al. verdeutlichen in ihrer Veröffentlichung »Dolmetschende im Beratungs- und Behandlungskontext« (2003), welche Faktoren sich im beraterischen/therapeutischen Gespräch mit Sprachmittlung gegenseitig beeinflussen und möglicherweise auch zu Veränderungen in der Übersetzung oder zur selektiven Wahrnehmung des Übersetzten führen. Psychodynamische Vorgänge sind bei allen im Gespräch beteiligten Personen durch individuelle und kulturelle Faktoren geprägt. Dazu gehört beispielsweise die eigene Herkunft und Erfahrung, das Alter und Geschlecht, das persönliche Weltbild und die politische Gesinnung, das bestehende Menschenbild, die eigene Religion und der eigene Glaube (vgl. Tosic-Memarzadeh et al., 2003,

S. 17). Zudem kommen auch situative, strukturelle und institutionelle Faktoren hinzu. Bei den Therapeuten/Therapeutinnen und Beratern/Beraterinnen sowie geschulten Sprachmittlern/Sprachmittlerinnen sind auch deren Ansätze und Arbeitstechniken, Berufserfahrung, Berufsethik sowie Fach- und Sprachkompetenz zu berücksichtigen. In der Zusammenarbeit von Sprachmittlern/Sprachmittlerinnen und Fachpersonen können mit diesen individuellen Voraussetzungen unterschiedliche innerpsychische Prozesse oder Mechanismen erzeugt werden, die auf die verbale Übertragung des Sprechtextes Einfluss haben oder auch eine Verschiebung auf der Beziehungsebene bedeuten können (S. 21). Diese Mechanismen können bewusst oder auch unbewusst entstehen. Problematisch kann es werden, wenn innerpsychische Vorgänge bei Sprachmittlern/Sprachmittlerinnen auf verbaler Ebene zu unvollständigen Übersetzungen, dem eigenmächtigen Hinzufügen, Vollenden und Beschönigen von Textteilen, einer Entwertung oder Intellektualisierung führen. Auf der Beziehungsebene können Verschiebungen auffällige nonverbale Signale, Rollenkonfusion, Machtkämpfe, Koalitionsbildungen sowie Kompetenzüberschreitungen hervorbringen und damit den Beziehungs- sowie Vertrauensaufbau stark stören (vgl. Tosic-Memarzadeh et al., 2003).

Ein Bewusstsein für mögliche kulturelle und individuelle Unterschiede und Gemeinsamkeiten sowie äußere Einflussfaktoren erleichtert dementsprechend die Reflexion der Ziele, Bedürfnisse und Möglichkeiten der Zusammenarbeit zwischen Sprachmittlern/Sprachmittlerinnen und Therapeuten/Therapeutinnen oder Beratern/Beraterinnen. Mögliche oder bereits vorhandene Unstimmigkeiten in alle Richtungen (zwischen Klient/-in und Therapeut/-in oder Berater/-in, Klient/-in und Sprachmittler/-in sowie zwischen Sprachmittler/-in und therapeutischer oder psychosozialer Fachperson) können bereits beim

Kennenlernen im Vorgespräch und auch im Prozess der gemeinsamen Arbeit (z. B. im Rahmen von Nachbesprechungen) berücksichtigt werden. Offenheit und Transparenz in den gemeinsamen Absprachen und im gemeinsamen Lernen bestärken nicht nur die gute Zusammenarbeit, die sich an den Bedarfen der Klienten/Klientinnen orientiert, sondern langfristig auch die Qualität der Beziehung und damit auch den Behandlungsverlauf. Insgesamt wirkt die Thematisierung von innerpsychischen Einflüssen auf die Übersetzung und das Verstehen sowohl präventiv als auch intervenierend.

Literatur

Ahrens, B. (2016). Konsekutivdolmetschen. In M. Kadric, K. Kaindl (Hrsg.), Berufsziel Übersetzen und Dolmetschen. Grundlagen, Ausbildung, Arbeitsfelder (S. 84–102). Stuttgart: utb.
Kluge, U., Kassim, N. (2006). »Der Dritte im Raum«. Chancen und Schwierigkeiten in der Zusammenarbeit mit Sprach- und Kulturmittlern in einem interkulturellen psychotherapeutischen Setting. In E. Wohlfart, M. Zaumseil (Hrsg.), Transkulturelle Psychiatrie – Interkulturelle Psychotherapie. Interdisziplinäre Theorie und Praxis (S. 178–197). Berlin: Springer.
Pöchhacker, F. (2016). Simultandolmetschen. In M. Kadric, K. Kaindl (Hrsg.), Berufsziel Übersetzen und Dolmetschen. Grundlagen, Ausbildung, Arbeitsfelder (S. 65–83). Stuttgart: utb.
Tosic-Memarzadeh, R., Egenolf, C., Giesin, C., Besikci, A. (2003). Dolmetschende im Beratungs- und Behandlungskontext. Karlsruhe: Loeper Verlag.

4 Rollengestaltung und Beziehung von psychosozialen Fachkräften und Sprachmittlern/Sprachmittlerinnen in der Triade

Boris Friele, IUBH Internationale Hochschule Berlin und KommMit e.V., und Gerlinde Aumann, Zentrum ÜBERLEBEN, Berlin

Sprachmittler/-innen gehen in der Triade spezifische Beziehungen mit den psychosozialen Fachkräften und den Klient/-innen ein. Diese Beziehungen sind – ob gewollt oder nicht – Einflussgrößen für den Erfolg der Beratung bzw. des therapeutischen Prozesses, so wie es das Fachwissen der Therapeuten/Therapeutinnen bzw. Berater/-innen, das intersubjektive Verhältnis zwischen Therapeut/-in und Klient/-in, die Sprachkompetenz der sprachmittelnden Person und die raum-zeitlichen Rahmenbedingungen der Arbeit sind.[2]

4.1 Die Rollenverteilung Fachkraft – Sprachmittler/-in im psychosozialen Setting

Die gängigen Standards für die Zusammenarbeit mit Sprachmittlern/-innen sind davon geprägt, tradierte Arbeitsweisen der Beratung, Psychotherapie oder Behandlung um den Einbezug von Sprachmittlung zu erweitern oder anders ausgedrückt, den Sprachmittler/die Sprachmittlerin in ein etabliertes Setting einzubauen. Die Annahme, dass angesichts einer neuen, multi- oder transkulturellen, triadischen Beziehungskonstellation das Therapie- oder Beratungskonzept möglicherweise ganz anders gestaltet werden muss bzw.

---

2   Wenn im Weiteren vom »therapeutischen Prozess« die Rede ist, ist das der sprachlichen Vereinfachung geschuldet, wenngleich wesentliche Aspekte auch auf die Beratung zu beziehen sind.

kann und darf, scheint weniger naheliegend zu sein. In Praxisleitlinien und Manualen (z. B. NTFN, 2015, S. 58) lassen sich etwa folgende Grundsätze für die Gestaltung des Einsatzes einer sprachmittelnden Person erkennen:

- Die Fachkraft hat die Verantwortung für Setting, Prozess und Inhalt des Geschehens.
- Der Sprachmittler/die Sprachmittlerin ist neutral und hält sich aus dem Deutungsgeschehen heraus.
- Die Fachkraft hat Verantwortung für Beziehungsgestaltung in der Triade.
- Es sollte keine eigenständige Beziehung von Sprachmittler/-in und Klient/-in geben.
- Es muss grundsätzlich alles, was gesagt wird, übersetzt werden.
- Nach Möglichkeit muss alles wortgetreu übersetzt werden.
- Bei der Wiedergabe des Gesagten bleibt die Ich-Form erhalten.
- Es gibt ein Nachgespräch im Anschluss an die Sitzungen.

Die aufgezählten Regularien sowie die theoretischen und konzeptionellen Festlegungen scheinen den in der Praxis erfahrenen Notwendigkeiten und dem Bild, das man erhält, wenn man sich mit Fachkollegen und -kolleginnen über das tatsächliche Geschehen in der Zusammenarbeit mit Sprachmittlern/Sprachmittlerinnen in der Therapie austauscht, zu widersprechen. Für diese Diskrepanz lassen sich verschiedene Gründe annehmen. In den gängigen Annahmen wird die Situation der Sprachmittler/-innen innerhalb des Paradigmas des konventionellen Settings betrachtet, in dem die sprachmittelnde Person das Setting nur in ihrer Funktion ergänzt und kaum als Person vorgesehen ist. Der Realität, dass die sprachmittelnde Person als fühlendes, denkendes und handelndes Subjekt – ob gewollt oder nicht – Akteur/-in im Beziehungsgeschehen ist, wird in diesem Verständnis des Settings nicht ausreichend Rechnung getragen. Macht sich die Realität dann in der praktischen Arbeit bemerkbar, mag sie zwar als Störung oder Ausnahme oder als ein: »So ist halt die Praxis«, gedeutet werden, findet aber offenbar kaum im Hinblick auf die konzeptionelle Fortschreibung der triadischen Konstellation weitere Beachtung. Demgegenüber könnte es hilfreich sein, die Subjektivität, also das Fühlen, Denken und Handeln, oder vereinfacht gesagt: die Perspektive der Sprachmittler/-innen und deren Einschätzungen, einzubeziehen. Der Einbezug der Perspektive der sprachmittelnden Person ist nicht nur für die Betrachtung des Beziehungsgeschehens in der Triade relevant (siehe das Kapitel 4.5), es ergeben sich aus diesem darüber hinaus Einsichten in Gestaltungspotentiale für die psychosoziale Praxis und konzeptionelle Weiterentwicklung der Arbeit in der Triade.

Vor diesem Hintergrund hat der Autor Boris Friele gemeinsam mit zwei Kolleginnen – Kathrin Groninger und Anna Deter (2014) – *explorative Experteninterviews* mit vier Sprachmittlern/Sprachmittlerinnen geführt, die seit vielen Jahren im Gesundheitssystem und insbesondere in der Psychotherapie von traumatisierten Geflüchteten tätig sind. Im Fokus dieser Interviews stand die Frage nach dem Erleben und den Sichtweisen der Interviewpartner/-innen (IP 1 bis IP 4) in Bezug auf das gängige Regularium für die Gestaltung des triadischen Settings. Drei der Experten/Expertinnen stammen aus Regionen, aus denen gegenwärtig viele Geflüchtete nach Deutschland kommen, sind für die Klienten/Klientinnen also in sprachlicher und kultureller Hinsicht Landsleute. Die vierte Person verfügt über vertiefte, erfahrungsbasierte Kenntnisse einer solchen Region.[3]

---

3   Die Interviewten sind zwar keine Experten/Expertinnen im
    Sinne der engeren Definition von Bogner, Littig u. Menz (2014,
    S. 12 ff.), gemäß deren Auffassung ein Expertenstatus nicht nur

Der Interviewleitfaden umfasste Fragen und Erzählimpulse zu markanten beruflichen Erfahrungen, Belastungsfaktoren, dem Rollenverständnis und Beobachtungen der therapeutischen Arbeit mit Geflüchteten. Die Aussagen im vorliegenden Text sind ausgewählt worden, um die Arbeitshypothesen zu illustrieren und schlaglichtartig weiterführende Aspekte beleuchten zu können.[4]

4.2 Sprachmittlung als Dolmetschen und Unterstützen beim interkulturellen Sinnverstehen

Die Unkenntnis einer fremden Sprache ist meistens mit einer mehr oder weniger ausgeprägten Unkenntnis der betreffenden fremden Kultur verbunden. Sprache und Kultur sind lebensweltlich nicht sinnvoll zu trennen und entsprechend komplex und dicht sind beide Kategorien miteinander verwoben. *Kultur* meint hier den Sinnhorizont menschlichen Daseins und alltäglicher Lebensführung. Geschmack, Tugend, Moral, Familie sind einige beliebig ausgewählte (und schlechterdings bereits kulturell geprägte) Dimensionen für Maßstäbe für zwischenmenschliches Verhalten, Habitus, Wohnen, Essen, Musik usw. Eine Kultur meint einen historisch gewachsenen, nicht-kontingenten und mehr oder weniger dichten Zu-

---

auf Professionalität, Spezialwissen, Erfahrungstiefe etc., sondern auch auf einer sozialen Position mit Gestaltungsmacht für den zu untersuchenden Bereich gründet. Da aber von einer Selbstorganisation von Sprachmittlern/Sprachmittlerinnen im Gesundheits- und Sozialbereich als Lobbyorganisation oder einer Vertretung in den heilkundlichen und sozialen Fachverbänden nicht die Rede sein kann, kann der Experten-/Expertinnenstatus hier diesbezüglich nur am Ausmaß der Erfahrung und dem Etabliertsein im Feld festgestellt werden.

4   Eine systematische Auswertung der Ergebnisse steht aus.

sammenhang dieser und weiterer Merkmale – einen Zusammenhang, der soziale und individuelle Identität stiftet. Kulturelle Zugehörigkeit ist in Körper, Geist und Seele eingeschrieben. Kulturelle Identität spiegelt sich in der Sprache bzw. findet in ihr einen Ausdruck.

Wie groß die Kluft des Verstehens bei Begegnungen zwischen kulturell Fremden in der Sprachmittlung erlebt wird, wurde in einem der Interviews folgendermaßen beschrieben:

»Ich bin seit 1987 in diesem Bereich aktiv und trotzdem bin ich unzufrieden. Ich sitze mit zwei Identitäten in mir. Ich habe das Gefühl, ich bringe nur 10 % von dem rüber, was da gesagt wird. [Zum Beispiel, wenn ich ein Wort übersetze:] Das Wort sagt mir viel, in Verbindung mit der Körperwahrnehmung, ich weiß, was damit gemeint ist. Wenn ich jedoch nur das Wort sage, geht viel verloren. Anders herum genauso. Manchmal versuche ich ein paar Worte zu erklären. Aber egal, wie ich es erkläre, ein Stück fremde Welt wird bleiben. Das ist das Schwierige. Die geistige Haltung in der jeweiligen Kultur ist verschieden. 90 % des Unsichtbaren sichtbar zu machen, ist das Schwierige am Übersetzen. Wenn es an der Oberfläche bleibt, macht mich das unzufrieden« (IP 3).

Um zu verstehen, was jemand wirklich meint, muss man im Grunde den gesamten kulturellen Sinnzusammenhang dieser Person verstehen. Typischerweise ist die Einsicht der Fachkraft in den kulturellen Sinnhorizont seiner Klientel – die sich häufig aus Menschen sehr verschiedener Herkunft zusammensetzt – aber begrenzt. Von daher kann der Sinn von Aussagen schnell verblassen, wenn die Arbeit der sprachmittelnden Person darauf eingeengt wird,

Wörter und Sätze ins Deutsche zu übertragen. IP 3 erläuterte dies anhand von zwei Beispielen:

»Gerade in der Therapie halte ich es für sehr wichtig, eine geistige Haltung einzunehmen, die mehr ist, als Wörter zu übersetzen. Zum Beispiel zu übersetzen »wie geht es, ja danke gut« kann reine Höflichkeit oder Ironie sein und gar nicht stimmen. Die Wörter haben unterschiedliche Bedeutungen. Wie kann ich wirklich die inhaltliche Bedeutung rüberbringen? – Das ist die Schwierigkeit. Wenn ich eins zu eins übersetze, geht vieles verloren. Ich versuche, mit Wörtern diese Haltung rüberzubringen, das ist diese Kulturvermittlung, und ergänze auch mal oder erkläre etwas.«

»Ich möchte es am Beispiel einer afghanischen Frau beschreiben: Sie berichtete, dass ihr Verlobter in Afghanistan umgebracht wurde. Für die deutsche Therapeutin war es etwas Trauriges, ein unglücklicher Zustand. In unserer Kultur jedoch bedeutet es [für eine Frau, wenn ihrem Mann etwas Schlimmes widerfährt] noch etwas anderes – das ist eine extreme Haltung, nämlich, dass eine Frau Unglück bringt. Es ist ein unausgesprochenes Tabu und es ist das Schlimmste, was passieren kann. Keiner aus der Gesellschaft kann die Frau mehr akzeptieren. Keiner möchte sie mehr haben. Auch in modernen persischen Familien kann das vorkommen. Man muss es selbst erlebt haben, um diese seelische Haltung wirklich zu verstehen. Das ist schwer zu übersetzen, das kann ich nicht rüberbringen.«

Eine therapeutische Arbeit, die auf einer Begegnung von Einheimischen und Migranten/Migrantinnen aufbaut, umfasst nicht nur eine beidseitige Begegnung von Unbekanntem, sondern beim Neuankömmling auch den Prozess des Ankommens und der Konfrontation mit Integrationsanforderungen. Insofern kann ein Missverstehen oder defizitäres Verstehen, wie die sprachmittelnde Person es erlebt hat, auch als Thema für eine vertiefende Begegnung in einem späteren Aufarbeiten und somit für eine modellhafte Bearbeitung von Ankommens- und Fremdheitserfahrungen im geschützten therapeutischen Raum sein. Die Sprachmittlerin vermittelt ihre Wahrnehmung im Nachgespräch und die Therapeutin integriert diese Wahrnehmung in ihre weitere Arbeit. Doch ist es nicht genauso denkbar oder wäre es womöglich besser, die Sprachmittlerin würde während des Gesprächs intervenieren und darauf aufmerksam machen, dass womöglich gerade aneinander vorbeigeredet wird? Um diese Gestaltungsmöglichkeiten fruchtbar diskutieren zu können, sollte man sich unter anderem auch in Erinnerung rufen, dass man nicht nicht-kommunizieren kann: Sprachmittler/-innen beeinflussen immer das Geschehen – auch durch Nicht-Kommentieren der von ihm oder ihr beobachteten Schieflage der Kommunikation.

4.3 Die Subjektivität der Sprachmittler/-innen ist unhintergehbar – und unverzichtbar

Das Sinnverstehen in der sozialen Interaktion erfolgt nicht allein über Sprache im engeren Sinne, sondern über die rhetorische Formung bzw. das gesamte Verhalten aller Beteiligten und die Gestaltung der raum-zeitlichen Umstände. An dieser Stelle sind vor allem der Aufbau der therapeutischen Beziehung und die Gestaltung des therapeutischen Settings gemeint. Notwendigerweise nehmen die Sprachmittler/-innen am Geschehen innerlich teil (»Jede noch so ähnliche Geschichte wird anders erlebt und anders erzählt, ich fühle mich dann mittendrin«, IP 2). Tatsächlich können sie gar nicht anders, als emotional und

gedanklich im Prozess mitzugehen und es wird auch von
ihnen erwartet. Für den Erfolg der therapeutischen Arbeit
sind Habitus, Alter, Fachkompetenz, Arbeitsfreude oder
-unlust, Sympathie oder Antipathie, Empathie oder Un-
verständnis sowie moralische Wertvorstellungen nicht
nur der Therapeuten/Therapeutinnen, sondern auch der
Sprachmittler/-innen bedeutsam. Das meint insbesondere,
dass Sprachmittler/-innen auch an der Beziehungsgestaltung mitwirken und mitwirken müssen. Dieses Tun wird
insbesondere dann nicht bemerkt, wenn der Sprachmittler oder die Sprachmittlerin und der Therapeut bzw. die
Therapeutin (im Sinne eines wechselseitigen Prozesses)
gut aufeinander eingestellt sind und die sprachmittelnde
Person ganz selbstverständlich eine therapeutisch hilfreiche Haltung im Prozess einnimmt. Welche Art von Beziehungsarbeit hier beispielsweise stattfinden mag, kann
folgende Aussage andeuten:

»Ich finde es auch wichtig, den Patienten das Gefühl zu
geben: ›Ich nehme dich an, [...]schön, dass du hier bist. Du
hast keinen Aufenthalt, macht nichts.‹ Ihnen eine Freude zu
machen, das ist so einfach« (IP 1).

In zahlreichen Aussagen wurde deutlich, dass in dem akti-
ven Sich-Einstellen auf die Patienten/Patientinnen durchaus ein Spannungsverhältnis zum Grundkonzept der Abstinenz der Sprachmittler/-innen erkannt wird:

»Eigentlich gibt es klare Regeln: Der Sprachmittler dolmetscht und hält sich zurück. Für mich stimmt das nicht
ganz. Ich muss eine Beziehung aufbauen und es muss eine
bestimmte Chemie da sein, sonst redet der Patient nicht.

Die Patienten reden ja mit mir und sprechen mich auch an. Das dauert eine Weile, bis sich die Patienten auch auf die Therapeuten fokussieren« (IP 1).

Hier wird nicht nur exemplarisch beschrieben, wie die sprachmittelnde Person Beziehungsarbeit leistet, sondern es wird zugleich deutlich, wie sie dabei dem Therapeuten zuarbeitet. Es ist möglich, dass diese Arbeit vom Therapeuten gar nicht bewusst wahrgenommen, aber sehr wohl erwartet wird. Typischerweise wird in der Praxis jenes zum Thema, was nicht funktioniert. Die folgende Aussage von IP 2 geht in dieselbe Richtung und macht zudem deutlich, dass das Konzept der Abstinenz der Sprachmittler/-innen in der Praxis unterschiedlich gesehen oder gehandhabt wird:

»Es gibt Therapeuten, die beziehen die Beobachtungen und Auffassungen der Dolmetscher in den Prozess mit ein, auch ihre Gefühle. Es gibt andere, die möchten, dass ich wie eine Maschine übersetze. Aber ich bin kein Tennisnetz, ich bin mit Haut und Knochen und Haar und Händen dabei.«

Ein abstraktes und grundsätzliches Abstinenzgebot scheint praktisch wenig tragfähig und kann sich leicht als widersprüchlich erweisen. IP 2 erläuterte seine Auffassung zur Regel eines neutralen Verhaltens der Sprachmittler/-innen und damit verbundene Grenzerfahrungen folgendermaßen:

»Ich dolmetsche alles. Das macht für mich Sinn, um Loyalitätskonflikte zu vermeiden. […] Ich gebe [die] Verunsicherung des Klienten auch mit meiner Stimmlage und der Wortwahl wieder, ich will dem Therapeuten ›dienen‹, um den therapeutischen Prozess positiv zu befördern. […] Einmal hatte ich einen Konflikt mit einem Therapeuten. Er wollte nicht, dass ich genauso ›heiß‹[,] wie der Patient [sich äußerte,] die Worte übersetze und gestikuliere. Der Therapeut wollte, dass ich mich zurückhalte, um dazu beizutragen, den Patienten zu beruhigen.«

Faktisch wollte der Therapeut, von dem IP 2 im Zitat oben spricht, also, dass der Sprachmittler co-therapeutisch tätig würde, und durchbrach dafür während der Sitzung metakommunikativ den gesetzten Rahmen. Die Überlagerung der Rollen als Sprachmittler/-in und Co-Therapeut/-in findet de facto permanent statt. Sie fällt aber nur in zugespitzten Situationen auf. Für die konzeptionelle Weiterentwicklung triadischer Therapiekonzepte wäre es nützlich, dieses Geschehen weiter erkennbar zu machen, die tatsächlichen Erwartungshaltungen und Einflussfaktoren offenzulegen und zu differenzierteren, somit auch zu anspruchsvolleren Regularien für das Zusammenwirken von Therapeut/-in und Sprachmittler/-in zu gelangen (siehe das Kapitel 4.5).

4.4 Kulturelle Normen prägen die psychosoziale Arbeit

Konflikte über das Abstinenzgebot zwischen Therapeuten/Therapeutinnen bzw. Einrichtungen auf der einen und Sprachmittlern/Sprachmittlerinnen auf der anderen Seite sind besonders dann vorprogrammiert, wenn die sprachmittelnde Person aus Überzeugung eigene Maßstäbe durchsetzt und auf eine eigene Beziehungsgestaltung pocht:

»Man kann nicht nur ein Medium der Übersetzung sein. Wenn die Klientin nach einer schlimmen Sitzung weint, nehme ich sie auch mal in den Arm und dann kann der Therapeut meinetwegen neben mir stehen, das ist mir dann egal« (IP 1).

IP 3 erklärte:

»Manchmal breche ich die Grenze, obwohl ich das nicht darf. Wo ich das mitbekomme [dass der Klient Schwierigkeiten hat zu reden], sage ich zum Beispiel ganz leise: ›Du kannst es sagen.‹ Das sage ich dann als Mutter oder in einer anderen Rolle, aber nicht als Dolmetscherin. Ich fühl mich dann ganz alleine mit der Person. Jetzt braucht es ein Wort von mir, damit der junge Mann endlich ausbrechen kann. Er war voller Trauer – was ich gespürt habe – und dann hat er geheult und geredet. Es ist eine geistige Haltung, ein Gefühl, dass ich mich jetzt zeigen muss, trotz der Grenze, die ich als Dolmetscherin habe. In diesem Moment braucht mich die Person. Es geht um das Menschliche. Hauptsache, der Person geht es gut, die Regeln und Gesetze vergesse ich an der Stelle.«

In beiden Fällen brachten die Sprachmittler/-innen ihre eigenen Überzeugungen davon ein, was in dem zwischenmenschlichen Geschehen und auch für das therapeutische Anliegen angemessen sei. Sie setzten sich damit nicht nur über Regeln hinweg, die für sie für das Gelingen der therapeutischen Arbeit entwickelt wurden. Sie nahmen damit implizit auch eine eigene Urteilskompetenz in Bezug auf fachliche Fragen in Anspruch, die ja eigentlich der therapeutischen (oder beraterischen) Fachkraft vorbehalten ist. Therapie und Beratung bedeuten ganz wesentlich einen zielorientierten, kommunikativen Umgang mit dem kulturellen Code bzw. dem Sinnhorizont der Klienten/Klientinnen. Dies umfasst nicht nur die unmittelbare Kommunikation, sondern auch die Gestaltung von Setting und Beziehungen. Das gesamte Geschehen ist – ohne dass dies ausreichend mitreflektiert oder ausgewiesen wird – kulturell aufgeladen und therapeutische und beraterische Kompetenz sind ganz wesentlich auch kulturelle Kompetenz. Damit ergibt sich die Frage, ob die »fachliche« Einschätzung der Therapeuten/Therapeutinnen gegenüber dem Urteil eines kulturellen Peers *per se* mehr Autorität beanspruchen darf.

Sprachmittler/-innen betonen auch die positive Bedeutung der Abstinenzregeln. Sie werden dadurch vor Anliegen und Ansprüchen der Klienten/Klientinnen geschützt, die sie nicht erfüllen können oder wollen. Tatsächlich sind die Grundregeln für den Einsatz von Sprachmittlern/ Sprachmittlerinnen auch vor dem Hintergrund der Erfahrung entstanden, dass Sprachmittler/-innen durch die Überfrachtung mit Rollen in unzumutbare Situationen gedrängt werden, ein therapeutischer Prozess unterminiert wird oder andere nicht wünschenswerte Entwicklungen auftreten. Es mutet jedoch wie ein Das-Kinde-mit-dem-Bade-Ausschütten an, wenn eine Rollenbeschränkung der Sprachmittler/-innen darauf hinausläuft, deren innere Beteiligung, real-existierenden Beziehungen zu den Klienten/ Klientinnen, kulturelle und soziale Kompetenz, Einsatzbereitschaft und Gestaltungspotential für Beratung und Therapie auszublenden bzw. nicht zu nutzen. Mit dieser Grundidee sind Therapeuten/Therapeutinnen und Berater/-innen freilich sehr herausgefordert. In der Verständigung mit Sprachmittlern/Sprachmittlerinnen können sie sich unter Umständen auch in ihrem beruflichen Status und ihrer Autorität bedroht fühlen, wenn sie sich in ihren konzeptionellen Orientierungen grundsätzlich in Frage gestellt sehen.

Auf die Frage, ob denn in der therapeutischen Arbeit mit Geflüchteten an irgendeiner Stelle aus ihrer persönlichen Erfahrung heraus irgendetwas schieflaufe, wird von Sprachmittlern/Sprachmittlerinnen zuweilen geäußert, dass es manchmal »lockerer« zugehen sollte. IP 2 sagte beispielsweise, es wäre hilfreich, »wenn die Therapeuten die Klienten mit dem Vornamen ansprechen, wie es in unserer Kultur üblich ist.« Die Klienten/Klientinnen seien mitunter zu eingeschüchtert von den Therapeuten/Therapeutinnen, die sie als ärztliche Autorität, die alles am besten weiß, erleben und von deren Behandlungs- und Attestierungsbereitschaft für sie viel abhängt. Aus fachlicher Sicht mögen – wiederum in Abhängigkeit von theoretischer Orientierung oder therapeutischem Motiv – eine mehr oder weniger distanzierte Position und ein streng geregeltes Setting gut begründet sein. Aus Sicht eines kulturellen Peers mag es sich hingegen um eine kulturell bedingte Fehlorientierung oder eine fachliche Fehleinschätzung handeln, die dem Ziel der gemeinsamen Arbeit entgegensteht. Wie dem im konkreten Fall auch immer sei: Für eine fruchtbare Gestaltung des triadischen Geschehens muss ein Dialog auf Augenhöhe möglich sein, in dem die einheimischen Therapeuten/Therapeutinnen und Berater/-innen eine ähnliche Art von Bescheidenheit an den Tag legen sollten, wie es Ethnologen/Ethnologinnen tun müssen, die sich aufmachen, eine fremde Kultur verstehen zu lernen.

Natürlich gilt grundsätzlich, dass eine Reflexion der Rollen von Sprachmittlern/Sprachmittlerinnen und Fachkräften nicht vom Kontext abstrahiert erfolgen kann. Die Anforderungen an alle Beteiligten sind bei einer sozialen Beratung, in einer Psychotherapie, bei psychosozialen oder sozialpädagogischen Gruppentreffen oder während einer medizinischen Untersuchung sehr unterschiedlich. Nicht weniger grundsätzlich ist aber auch die Einsicht, dass schon vor und noch mehr während der ersten Begegnung von Fachkraft, Klient/-in bzw. Patient/-in und Sprachmittler/-in die Voraussetzungen, Rahmenbedingungen und die Ausgestaltung des Settings nicht kulturell neutral sein können und von allen Akteuren/Akteurinnen beeinflusst werden.

Der Vollständigkeit halber sei hier darauf hingewiesen, dass der Umstand, dass ungeachtet der kulturellen Besonderheiten, die in der Arbeit mit Geflüchteten eine Rolle spielen, das Feld der Psychologie und Psychotherapie selber umstritten ist. Die gängige Praxis ist maßgeblich von den tradierten Theorien und Konzepten der Beratung und Behandlung des Westens geprägt und wird von den hiesigen Fachkräften definiert. Unterschiedliche Theorien und damit verbundene Herangehensweisen führen zu Kontroversen und unterschiedlichen Arbeitshypothesen unter Fachkräften. Diesem Umstand Rechnung tragend sollte die Arbeit in der Triade alle am Geschehen Beteiligten als in bestimmten Kontexten sozialisierte Menschen mit entsprechenden Theorien und Deutungen begreifen, in denen auch kulturelle Besonderheiten zum Tragen kommen. Häufig verfügen Sprachmittler/-innen über das nötige umfangreiche Wissen und die geeigneten breiten Kompetenzen, um die Theorien und Sichtweisen der Klienten zur Sprache zu bringen.

4.5 Beziehungsgestaltung in der Triade

Das Beziehungsgeschehen zwischen Therapeut/-in und Klient/-in ist für den therapeutischen Prozess ein konstituierendes Element. Entsprechend gilt es, dieses Geschehen für den therapeutischen Prozess zu nutzen und zu reflektieren. Therapeutenbezogene Aspekte gilt es unter anderem deswegen zu analysieren, da durch die eigene

Betroffenheit der Therapeuten/Therapeutinnen (von einer besprochenen Thematik) das dynamische Geschehen zwischen Therapeut/-in und Klient/-in für den therapeutischen Prozess nutzbar gemacht werden kann. Derartige Prozesse werden in psychoanalytischen Theorien mit dem Konzept der Übertragung und Gegenübertragung zu fassen versucht (vgl. Aumann, 2003). Die mögliche Beeinflussung des therapeutischen Geschehens durch die persönliche Betroffenheit der Therapeuten/-innen soll folgendes Beispiel veranschaulichen: Denkbar ist etwa, dass ein Trauerprozess, in den ein Therapeut wegen eines Todesfalls in seiner Familie involviert ist, den therapeutischen Prozess beeinflusst. Es ist einerseits möglich, dass der Therapeut seine eigenen Gefühle der Trauer an Stellen zum Ausdruck bringt, an denen es um Verlusterlebnisse einer Klientin geht. Es kann andererseits sein, dass er länger, als es der Klientin guttut, bei entsprechenden Themen verweilt oder sie gar meidet. Ausgehend von der oben ausgeführten Prämisse, dass die sprachmittelnde Person Aspekte ihrer Subjektivität in das Geschehen einbringt, sollten wir nicht nur in Bezug auf die Person des Therapeuten/der Therapeutin, sondern auch in Bezug auf die Person des Sprachmittlers/der Sprachmittlerin den Aspekt der eigenen Involviertheit in den therapeutischen Prozess in die Betrachtung einbeziehen. Das würde bedeuten, dass auch hier nicht davon auszugehen ist, dass mit dem Neutralitätspostulat die Sache erledigt ist. Die Subjektivität der sprachmittelnden Person kann also nicht erfolgreich ausgeblendet werden, sondern wir haben bei der Analyse des therapeutischen Prozesses subjektive Einflüsse der Sprachmittler/-innen zu berücksichtigen. Dies gilt nicht nur unter dem Aspekt der Betroffenheit der Sprachmittler/-innen von entsprechenden Themen, sondern auch unter dem Aspekt der Zuschreibungen der Klienten/Klientinnen den Sprachmittlern/Sprachmittlerinnen gegenüber.

Die Lebensgeschichte des Sprachmittlers oder der Sprachmittlerin vor dem Hintergrund seiner/ihrer Migration steht in einem bestimmten Verhältnis zur Lebensgeschichte der Klienten/Klientinnen. Es ist davon auszugehen, dass durch den therapeutischen Prozess Lebensthemen der Sprachmittler/-innen berührt werden, die sie ausmachen, beschäftigen, ihre Lebenshaltungen (mit-)bestimmen etc. Ebenso wie in Bezug auf die Therapeuten/Therapeutinnen ist auch in Bezug auf die sprachmittelnde Person zu beachten, dass (aktuelle oder nicht aufgearbeitete) Lebensereignisse der Sprachmittler/-innen das therapeutische Geschehen beeinflussen können. Nicht selten kommen die Sprachmittler/-innen aus Kriegs- und Krisengebieten und haben selber Gewalt und Entbehrungen erlebt oder waren in politische Konflikte oder kriegerische Auseinandersetzungen involviert. Sie sind Angehörige einer ethnischen Gruppe und einer Nation. Verschiedene Ethnien oder generische Gruppierungen sprechen unter Umständen dieselbe Sprache, so dass es zu der Konstellation kommen kann, dass die sprachmittelnde Person dem »gegnerischen« Lager angehört. Entsprechende Zuschreibungen können gegebenenfalls dazu führen, dass zum Beispiel ein kurdischer Patient wegen seiner Volkszugehörigkeit einen arabischen Sprachmittler ablehnt. Hier kann es unter Umständen sinnvoll sein, diese Problematik zu thematisieren, Haltungen zu entsprechenden Konfliktlagen zu explizieren und gegebenenfalls bestimmte Konstellationen zu vermeiden. Darüber hinaus kann es sein, dass man der sprachmittelnden Person Schilderungen über Ereignisse, die den eigenen Landsleuten widerfahren sind, nicht zumuten möchte. Als Beispiel sei genannt, dass einem männlichen, sehr erfahrenen Sprachmittler Details einer Vergewaltigung in besonderer Weise zusetzten. Vor dem Hintergrund von mit seiner Herkunftskultur verbundenen Wertvorstellungen und personellen Tabus lösten diese Schilderungen widersprüchliche und ihn im Ergebnis belastende Tendenzen aus.

Anders als die Therapeuten/Therapeutinnen, die im Rahmen ihrer Ausbildungen dafür geschult werden, das Ineinandergreifen der eigenen Lebensthemen und der Lebensthemen der Klienten/Klientinnen für den therapeutischen Prozess im Sinne einer Ermöglichung eines konstruktiven Prozesses zu gestalten, sind die Sprachmittler/-innen üblicherweise auf diesen Prozess nicht vorbereitet. Bei unseren Betrachtungen stellen wir selbstverständlich in Rechnung, dass der Therapeut/die Therapeutin und der Sprachmittler/die Sprachmittlerin unterschiedliche Rollen bzw. Aufgaben im therapeutischen Geschehen übernehmen und entsprechend die genannten Aspekte für Therapeuten/Therapeutinnen, die den Prozess maßgeblich gestalten, in umfassenderem Sinne als für Sprachmittler/-innen gelten: Wir kommen darauf noch zurück.

Wie in der Einleitung des Bandes und in Kapitel 4.3 in der Betrachtung der Praxisbeispiele bereits ausgeführt wurde, wird die Anwesenheit einer dritten Person im therapeutischen Prozess häufig als problematisch gesehen, so etwa in besonderer Weise von einigen Vertretern psychoanalytischer Positionen, die die Wirkmechanismen von Übertragung und Gegenübertragung beeinträchtigt sehen. Demgegenüber lassen sich unseres Erachtens, wenn man die oben genannten Aspekte in Rechnung stellt, durchaus positive, den therapeutischen Prozess ermöglichende Aspekte bei der Arbeit in der Triade beobachten. Durch die Person des Sprachmittlers oder der Sprachmittlerin, der oder die es im positiven Fall schafft, schnell einen Zugang zu dem Klienten/der Klientin zu bekommen, gelingt es auch dem Therapeuten bzw. der Therapeutin besser, ein vertrauensvolles Verhältnis zu entwickeln. Zudem sind Sprachmittler/-innen interessierte Betrachter/-innen des Geschehens, die inhaltlich Rückmeldung zu dem Geschehen im therapeutischen Prozess geben können, auch in Bezug auf die Beeinflussung desselben durch die eigene Betroffenheit.

4.6 Strukturelle Aspekte für die Weiterentwicklung der Arbeit in der Triade

Wie oben bereits ausgeführt wurde, kommen in der Zusammenarbeit in der Triade – wie in allen sozialen Beziehungen und institutionellen Arrangements – auch Faktoren zum Tragen, die mit der beruflichen Existenz und weniger mit einem an den Bedarfen der Klientel ausgerichteten Prozess zu tun haben: Therapeut/-innen wie Sprachmittler/-innen haben einen Ruf in ihrer Institution, ihrem Arbeitsfeld und ihren Communities zu gewinnen oder zu verlieren. Besonders IP 4 ist im Interview darauf eingegangen:

»Ich gebe ein Beispiel: Die Frage nach sexueller Lust in einem Fragebogen ist sehr schwierig zu stellen. Ich entschuldige mich, bevor ich diese Frage stelle, neige meinen Kopf zu Boden und übersetze diese Frage. Ich stelle mein Image aufs Spiel, wenn ich mich nicht kulturell angemessen verhalte.«

Es sind aber nicht nur die realen sozialen und kulturellen Zugehörigkeiten, die das kommunikative Geschehen mitbeeinflussen. Auch die Abhängigkeiten und die Machtverteilung beeinflussen das Geschehen, wie IP 4 deutlich macht:

»Bisher habe ich dem Therapeuten nicht sagen können, dass ich das nicht übersetzen kann. Das könnte als Schwäche ausgelegt werden, die [hier] nicht gezeigt werden [darf].«

Die Positionen im vielschichtigen Gefüge von Macht- und Anerkennungsstrukturen bestimmen die Handlungs- und auch Redefreiheiten nicht nur in der, sondern auch über die Gestaltung der Arbeit in der Triade. Die Definitionsmacht über das Geschehen haben weitestgehend die Therapeuten/Therapeutinnen bzw. die Berater/-innen inne und dies beruht nicht nur auf ihrem beruflichen Status. Sprachmittler/-innen können sich schwerlich auf einen etablierten Diskurs mit allgemein anerkannten Prämissen stützen, um ihren Perspektiven Geltung zu verschaffen. Die Schieflage von Deutungsmacht und die Asymmetrie in dem Verhältnis von Sprachmittler/-in und Therapeut/-in bzw. Berater/-in findet ihre Entsprechung in der Art der Beschäftigungsverhältnisse. Während Fachkräfte in der Regel zumindest im Rahmen befristeter Arbeitsverhältnisse angestellt sind, werden Sprachmittler/-innen bevorzugt auf Honorarbasis beschäftigt. Sie sind davon abhängig, von Therapeuten/Therapeutinnen oder Beratern/Beraterinnen angefragt zu werden. Ein Therapeut/eine Therapeutin oder ein Berater/eine Beraterin (ggf. auch ein Klient/eine Klientin) kann bestimmte Sprachmittler/-innen ablehnen. Sprachmittler/-innen sind demgegenüber in der Regel auf die Aufträge angewiesen und nicht in der Position, die Zusammenarbeit mit einem bestimmten Therapeuten/einer bestimmten Therapeutin, mit bestimmten Beratern/Beraterinnen oder Klienten/Klientinnen abzulehnen. Der gesellschaftlichen Entwicklung, insbesondere in den vergangenen zwei Jahren, ist es zu verdanken, dass sich dieses Machtgefälle etwas verschoben hat. Sprachmittlungsleistungen im Gesundheits- und Sozialwesen sind mittlerweile eine knappe Ressource. Dies schlägt sich in einem selbstbewussteren Auftreten der Sprachmittler/-innen, verbesserter Bezahlung und vereinzelten Anstellungsverhältnissen nieder. Diese Entwicklungen sind sehr zu begrüßen und dürften dazu beitragen, den wünschenswerten Dialog auf

Augenhöhe zu fördern. Sprachmittler/-innen erfüllen explizit und implizit sehr komplexe Anforderungen und Rollenerwartungen, die in keinem Stellenprofil enthalten sind und auch nicht adäquat entlohnt und anerkannt werden.

Erfreulicherweise gibt es mittlerweile deutlich mehr Qualifizierungsangebote für den Berufseinstieg in das Feld der Sprachmittlung. In zahlreichen Projekten können kulturelle Peers ihre biografisch gewachsenen Kompetenzen für die Arbeit als Sprachmittler/-in, Kulturmediator/-in, interkultureller Lotse/interkulturelle Lotsin etc. weiterentwickeln, um sie beruflich nutzen zu können. Solche Qualifizierungsangebote beinhalten auch die Vermittlung psychologischen, therapeutischen und medizinischen Wissens. Je kompetenter Sprachmittler/-innen in einem spezifischen Bereich sind, desto leichter ist es auch für Fachkräfte, eine für die individuelle Zusammenarbeit und für spezifische Klienten/Klientinnen fruchtbare Verständigungs- und Arbeitskultur zu etablieren. Umgekehrt sollten aber auch erfahrene Sprachmittler/-innen mit entsprechender Expertise Qualifizierungsangebote für psychosoziale Fachkräfte entwickeln, um eigene Erwartungen an die Zusammenarbeit zu formulieren, Kompetenzen des interkulturellen Verstehens zu vermitteln und die Fachkräfte für Problematiken zu sensibilisieren, wie sie hier ansatzweise beleuchtet wurden.

Literatur

Aumann, G. (2003). Kritische Psychologie und Psychoanalyse. Historisch subjektwissenschaftliche Analyse zum Geschlechterverhältnis. Hamburg: Argument.

Bogner, A., Littig, B, Menz, W. (2014). Interviews mit Experten. Eine praxisorientierte Einführung. Berlin: Springer.

NTFN – Netzwerk für traumatisierte Flüchtlinge in Niedersachsen (Hrsg.) (2015). Psychotherapie zu Dritt. Über die Arbeit mit Dolmetschern in therapeutischen Gesprächen. Hannover: Selbstverlag.

5 Vorgehensweisen in und aus der Praxis – eine Orientierungshilfe

Esther Kleefeldt, XENION Berlin, Dima Zito,
PSZ Düsseldorf, und Elvira Hadzic

»Eine objektiv richtige Übersetzung gibt es in den meisten Fällen in einem beraterischen oder therapeutischen Setting, in dem Sprache oft vielschichtig und komplex ist, nicht« (Kleefeldt, 2017). Daher kann es auch nicht darum gehen, diese als Ideal in der eigenen Praxis anzustreben. Ziel sollte vielmehr die wirksame und hilfreiche sprachliche Vermittlung sein, bei der am Ende der Sitzung alle Beteiligten das Gefühl haben, dass Inhalte, Gedanken und Gefühle vermittelt werden konnten und etwas Besseres und Klareres als das entstanden ist, was am Anfang des Gesprächs stand.

Aus den langjährigen Erfahrungen und der bewährten Expertise der Mitarbeiter/-innen der Psychosozialen Zentren lassen sich Faktoren der funktionierenden Zusammenarbeit von Therapeuten/Therapeutinnen, Beratern/Beraterinnen und Sprachmittlern/Sprachmittlerinnen ableiten. Die Betrachtung von organisatorischen Rahmenbedingungen, erprobten Gesprächseinstiegen und -abläufen beim Einbezug von Sprachmittlern/Sprachmittlerinnen kann Orientierungshilfen für die Aufnahme der Arbeit mit Geflüchteten und nicht ausreichend Deutsch sprechenden Migranten/Migrantinnen bieten. Gerade für den Erstkontakt sind Absprachen und ein abgesprochenes Vorgehen hilfreich, um eine Basis für effektive und auch langfristige Beratungen oder Therapiesitzungen und damit auch für ein vertrauensvolles Verhältnis zwischen allen Beteiligten zu schaffen.

Welche Herausforderungen und Chancen sich im Verlauf einer längerfristigen und routinierten Zusammenarbeit von Sprachmittlern/Sprachmittlerinnen und Beratern/Beraterinnen bzw. Therapeuten/Therapeutinnen entwickeln, wird im Anschluss an die Orientierungshilfe von diesem Kapitel im vorletzten Kapitel des Buches ausführlich dargestellt.

5.1 Organisatorische Aspekte vor Therapie- oder Beratungsbeginn

Sprachmittler/-innen können über verschiedene regionale Vermittlerservices gebucht oder durch Ausschreibungen angeworben werden. Neben der Verfügbarkeit ist meist die Finanzierung ein wichtiger Punkt, der vorab geklärt werden muss. Dieses komplexe Thema wurde bereits im zweiten Kapitel des Buches aufgegriffen.

Gerade in Zeiten des akuten Mangels an geeigneten Sprachmittlern/Sprachmittlerinnen können diese sich meist ihre Einsatzorte und -zeiten aussuchen. Verpflichtungen für nur eine Stunde, insbesondere wenn die Anfahrtszeit nicht finanziert wird, sind oft unattraktiv und werden abgelehnt. Daher bietet es sich an, mehrere Termine in der gleichen Sprache zu einem Block zusammenzufassen und für diese eine sprachmittelnde Person anzufragen. Dies erleichtert es auch, bei regelmäßig stattfindenden Terminen, wie Psychotherapiesitzungen, stets mit derselben sprachmittelnden Person arbeiten zu können. Terminvereinbarungen müssen für alle Beteiligten verbindlich sein. Die Erfahrung zeigt, dass bei mindestens drei Beteiligten (Therapeut/-in bzw. Berater/-in, Klient/-in und Sprachmittler/-in) die Terminfindung ohnehin schwierig ist bzw. immer wieder Termine wegen beispielsweise einer Krankheit oder einem Urlaub einer Person für alle drei abgesagt werden müssen. Daher muss im Vorfeld klar kommuniziert werden, dass vereinbarte Termine nur im Notfall (z. B. akute Erkrankung) abgesagt werden sollten. Absagen sollten so früh wie möglich mitgeteilt werden. Häufig macht es

Sinn, wenn die Therapeuten/Therapeutinnen und Sprach-
mittler/-innen (private) Handynummern austauschen, damit der Kommunikationsweg möglichst kurz ist.

Vor dem ersten Einsatz: Kennenlern-
und Informationsgespräch

In einem Gespräch vor dem ersten Einsatz in der Einrichtung oder Praxis sollten den potentiellen Sprachmitt-
lern/Sprachmittlerinnen die Rahmenbedingungen erläutert werden. Dies beinhaltet die Höhe des Honorars, den
voraussichtlichen Umfang, die Dauer der Beschäftigung
und den Arbeitsort. Aber auch das Einhalten von Ge-
sprächszeiten und der Umgang mit spontanen Absagen
oder einem Nichterscheinen des Klienten/der Klientin
(Ausfallhonorar) sollten thematisiert werden.

Es muss eine Aufklärung über die Schweigepflicht erfolgen. Die Sprachmittler/-innen sind genauso schweigepflichtig wie die Therapeuten/Therapeutinnen oder Be-
rater/-innen und müssen zusammen mit ihren Verträgen
oder den Sprachmittlungsvereinbarungen eine entsprechende Erklärung unterzeichnen.

Auch darüber, dass die Gesprächsinhalte möglicherweise belastend sind, sollte gesprochen werden. Gespräche
beinhalten oft traumatische Erlebnisse, starke Emotionen
und belastende Lebensbedingungen. Sprachmittler/-innen
sollten darauf vorbereitet sein und im Vorfeld entscheiden,
ob sie diese zusätzliche Belastung in Kauf nehmen wollen. Es ist gut, wertschätzend in Erfahrung zu bringen, ob
auf Seiten der Sprachmittler/-innen Belastungen vorliegen
oder ob es Themen gibt, denen sie sich im Gespräch nicht
gewachsen fühlen. Empfehlenswert ist das Angebot einer
Supervision für Sprachmittler/-innen, auf das im Vorgespräch hingewiesen wird.

Da eine gute, fließende Sprachmittlung und eine län-
gerfristige Zusammenarbeit zentral für das Gelingen der

therapeutischen Sitzung oder für die psychosoziale Beratung mit einem anderssprachigen Klienten/einer anderssprachigen Klientin sind, ist es wichtig, sich im Informationsgespräch auch Zeit dafür zu nehmen, über Psychotherapie an sich aufzuklären. Dies beinhaltet beispielsweise Informationen zu den Fragen:

– Was ist Psychotherapie oder psychosoziale Beratung?
– Was können Ziele einer Psychotherapie oder Beratung sein?
– Was sind therapeutische Techniken, die unter Umständen bei Sprachmittlern/Sprachmittlerinnen auf Befremden stoßen könnten, wie zum Beispiel Konfrontation, paradoxe Interventionen, Wiederholungen?

Eine Sprachmittlerin berichtete einmal nach vielen Jahren des Dolmetschens in Psychotherapien, dass sie sich gewünscht hätte, jemand hätte ihr ganz am Anfang gesagt, sie solle sich nicht über »komisches therapeutisches Verhalten« wundern. Das hätte schon genügt. Sie müsse das Verhalten nicht verstehen, aber sie müsse wissen, dass es auftritt, und zwar beabsichtigt, und einen beabsichtigten Zweck erfüllt.

Vor Beginn der Zusammenarbeit ist auch die Klärung der verschiedenen Rollen im therapeutischen und beraterischen Setting wichtig: Die Therapeuten/Therapeutinnen oder Berater/-innen sind die Prozess- und Strukturverantwortlichen. Sie leiten das Gespräch, beginnen und beenden es, stellen Fragen, machen Kommentare und geben Empfehlungen. Die Sprachmittler/-innen sind verantwortlich für die Sprachmittlung, das heißt, sie agieren nicht selbstständig inhaltlich. In der Praxis kommt es vor, dass sie hilfreiche Beobachtungen und Anmerkungen zum therapeutischen Prozess beisteuern können. Dafür sollte in der Nachbesprechung nach dem Therapiegespräch Raum sein. Dabei gibt es auch Ausnahmen, wie beispielsweise die Notwendigkeit, während des Gesprächs etwas beizutragen, um Missverständnisse oder Kommunikationsabbrüche zu vermeiden. Dies sollte in Ausnahmefällen zunächst mit den Therapeuten/Therapeutinnen rückgekoppelt werden.

Ein weiterer wichtiger Punkt ist der Schutz der Privatsphäre der Sprachmittler/-innen. Häufig bitten Klienten/Klientinnen nach Therapiegesprächen die Sprachmittler/-innen um ihre Handynummern, damit sie sich mit ihnen in Verbindung setzen können, falls sie bei anderen Gelegenheiten sprachliche Unterstützung benötigen. Für Sprachmittler/-innen ist es oft schwierig, sich gegen diese Bitten ihrer Landsleute abzugrenzen, um nicht unhöflich zu sein. Das Herausgeben der Handynummer kann aber dazu führen, dass sie in der Folge zahlreiche Anrufe mit Bitte um Hilfe in dieser oder jener Situation erhalten oder dass die Nummer an weitere Hilfesuchende weitergegeben wird. Zum Schutz der Sprachmittler/-innen sollte deshalb die allgemeine Regel formuliert werden, dass sie ihre Handynummer grundsätzlich nicht weitergeben dürfen. Wenn ein Klient/eine Klientin in bestimmten Situationen außerhalb des therapeutischen Settings die Begleitung durch die sprachmittelnde Person benötigt (z. B. bei Arzt , Klinik- oder Behördenterminen) und dies von dem Therapeuten/der Therapeutin bzw. dem Berater/der Beraterin für sinnvoll erachtet wird, kann diese Begleitung im Zuge eines Therapie- oder Beratungstermins vereinbart werden. Solche Kontakte sollten in der Regel über die Therapeuten/Therapeutinnen oder Berater/-innen koordiniert werden, so dass die Sprachmittler/-innen nicht unter Druck geraten. Von dieser Regel können natürlich Ausnahmen gemacht werden. Es gibt Klienten/Klientinnen, bei denen man sich darauf verlassen kann, dass sie die Nummer nur im absoluten Notfall benutzen, und Sprachmittler/-innen, die sich gut abgrenzen können oder mehr engagieren

möchten und ihre Nummer im Einzelfall gerne weitergeben – das steht ihnen dann in Rücksprache mit den The-
rapeuten/Therapeutinnen oder Beratern/Beraterinnen frei.

Im Anschluss an das Informationsgespräch kann es
hilfreich sein, eine Vereinbarung zu unterschreiben, in der
alle Rahmenbedingungen und Regeln schriftlich festgehalten sind. Mit einer Vereinbarung kann anhand von festgelegten Kriterien in der Nachbesprechung einer Sitzung
eine gemeinsame Reflexion der Zusammenarbeit sowie
ein gegenseitiges Feedback initiiert und strukturiert werden. Eine Vorlage für eine derartige Vereinbarung findet
sich in der Materialsammlung auf der BAfF-Homepage
und der Homepage des Verlags.

5.2 Vorgehen in der Therapie- und Beratungssitzung – Briefing der Sprachmittler/-innen

Gerade wenn das erste Mal mit der sprachmittelnden Person zusammengearbeitet wird, sollte man sich im Vorfeld
mindestens 15 Minuten Zeit nehmen, um Informationen
über den Klienten/die Klientin auszutauschen und das
Vorgehen zu besprechen.

In vielen Fällen verfügen die Therapeuten/Therapeu-
tinnen oder Berater/-innen bereits über Informationen
zu den Klienten/Klientinnen. Im ersten Vorgespräch ist
es sinnvoll, den Sprachmittlern/Sprachmittlerinnen diese
Informationen zur Verfügung zu stellen, damit diese sich
auf die Person einstellen und sie gegebenenfalls besser einschätzen können:

- Aus welchem Land/welcher Region kommt die
  Klientin/der Klient? Was ist seine/ihre Religion, welche (falls relevant) ethnische Zugehörigkeit gibt es?
- Welche Sprache oder welcher Dialekt wird gesprochen?

- Wie lange ist sie/er schon in Deutschland?
- Was ist der Anlass des Gesprächs? Was sind voraussichtliche Inhalte (soweit bekannt)?
- Was ist über seine/ihre Vorgeschichte bekannt?

Zudem können Informationen von den Sprachmittlern/Sprachmittlerinnen an die Therapeuten/Therapeutinnen oder Berater/-innen weitergegeben werden: Unter anderem handelt es sich dabei um Wissen zu kultur-, orts- und sprachspezifischen Fragen. Dies kann bei längeren Gesprächsprozessen auch in Vor- oder Nachgesprächen erfolgen. Es ist immer dann sinnvoll, wenn spezifische Themen auftauchen, für die sich die Therapeuten/Therapeutinnen oder Berater/-innen mehr Informationen wünschen oder die den Sprachmittlern/Sprachmittlerinnen im Gespräch auffallen und relevant erscheinen. Hierbei handelt es sich um eine implizite Rollenerweiterung über die eigentliche Sprachmittlung hinaus, die in der psychosozialen Arbeit mit Geflüchteten viel zur effektiven Kommunikation und zur Vorbeugung von Missverständnissen beitragen kann. Diese Rollen- und Aufgabenerweiterung sollte jedoch explizit mit den Sprachmittlern/Sprachmittlerinnen kommuniziert und deren Einverständnis hierfür eingeholt werden.

Zusätzlich zum Informationsaustausch sollten die Regeln für die Sprachmittlung gemeinsam durchgegangen werden. Dies kann auch bereits im Kennenlern-/Informationsgespräch geschehen und findet sich in Teilen auch im Erstgespräch mit der Klientin/dem Klienten wieder.

Regeln für das Sprachmitteln

Die erste Regel für die gemeinsame und transparente Kommunikation ist: Alles wird übersetzt und zwar in beide Richtungen. Diese klare Regel unterbindet Loyalitäts- oder sonstige Konflikte auf Seiten der Sprachmittler/-innen. Selbst wenn die Klienten/Klientinnen der sprachmittelnden Person schnell auf dem Weg zum Therapie- oder Beratungsraum etwas mitteilen oder wenn es sich um Kraftausdrücke oder »politisch inkorrekte« Äußerungen handelt, wird alles auch vor den Therapeuten/Therapeutinnen und Beratern/Beraterinnen übersetzt. Im Gegenzug macht das den Prozess für die Klienten/Klientinnen transparent und kontrollierbar. Weiß sie/er, dass man sich auf diese Regel verlassen kann, wird sie/er nur das formulieren, was auch für die Therapeuten/Therapeutinnen oder Berater/-innen bestimmt ist.

Es wird in der Regel konsekutiv gedolmetscht. Das simultane Dolmetschen eignet sich meist nicht für Therapie und Beratung. Eine Ausnahme stellen die unten beschriebenen Expositionsverfahren dar. Hier kann simultanes Dolmetschen sinnvoll sein, um die Klienten/Klientinnen nicht in ihrem Redefluss zu unterbrechen und nicht immer wieder »zurückzuholen«, so dass die Exposition von Neuem begonnen werden muss. Gleiches kann für die Durchführung von Imaginationsübungen (vgl. z. B. Reddemann, 2005) gelten.

Das konsekutive Dolmetschen funktioniert nur, wenn sowohl Klient/-in als auch Therapeut/-in ihre Wortbeiträge dosieren und rechtzeitig Pausen machen, so dass die sprachmittelnde Person sich nur wenige Sätze merken muss und diese gleich im Anschluss in die andere Sprache übertragen kann. Doch längst nicht alle Therapeuten/Therapeutinnen und Berater/-innen schreiben kurze Sprecheinheiten vor. Als Grund dafür gilt die als unangenehm oder prozessstörend empfundene Unterbrechung des Redeflusses. In solchen Fällen ist die Absprache zwischen Sprachmittler/-in und Therapeut/-in oder Berater/-in besonders wichtig, um Überforderungen und Unannehmlichkeiten vorzubeugen. Die Vereinbarung von Handzeichen (»time out«, siehe Abbildung 3) oder einem anderen

Signal kann helfen, Sprachmittlungspausen aktiv einzu-
fordern, wenn die Redeanteile von Therapeuten/Thera-
peutinnen, Beratern/Beraterinnen oder Klienten/Klien-
tinnen zu lang sind.

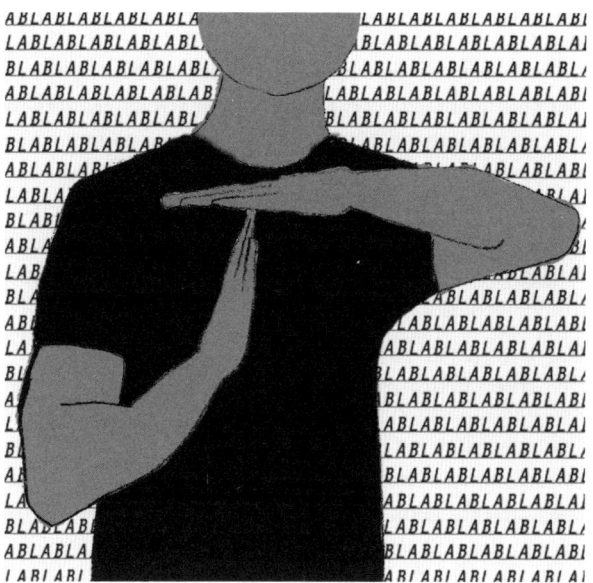

Abbildung 3: Beispiel eines Time-out-Signals (gezeichnet von
Sonia Sanmartin)

In der therapeutischen und beraterischen Praxis hat sich
das Sprachmitteln in der ersten Person (»Ich-Form«) bewährt: Die Sprechperspektive in der Ich-Form erleichtert
die schnelle und direkte Vermittlung in beide Richtungen.
»Ich bin zur Ausländerbehörde gegangen,« statt: »Herr M.
sagt, er sei gestern zur Ausländerbehörde gegangen.«
Oder: »Ich würde mit Ihnen gern mal eine Atemübung
ausprobieren«, und nicht: »Die Therapeutin sagt, Sie könnten mal eine Atemübung ausprobieren.« Es entsteht ein
direkter Kontakt zwischen Therapeut/-in und Klient/-in.

Diese reden miteinander und nicht jeweils mit der sprachmittelnden Person. Eine Ausnahme kann das Berichten
von traumatischen Erlebnissen darstellen: Bei traumatischen oder extrem belastenden Inhalten, insbesondere
bei Exposition in sensu (einem wichtigen Bestandteil einiger Traumatherapieverfahren) kann die direkte Rede
kurzzeitig verlassen werden (vgl. Wedam, 2015). Dies ist
notwendig, um die Belastung für die Sprachmittler/-in-
nen zu minimieren. Um mehr Abstand von den traumatischen Geschichten der Klienten/Klientinnen zu gewinnen,
können Sprachmittler/-innen jetzt in der dritten Person
dolmetschen. In einigen Expositionsverfahren reden auch
Klienten/Klientinnen von sich selbst in der dritten Person.

5.3 Das (Erst-)Gespräch unter Mitwirkung der sprachmittelnden Person

Die psychosoziale Fachperson und der Sprachmittler/die
Sprachmittlerin holen die Klientin oder den Klienten gemeinsam aus dem Wartebereich ab. Dort wird sie/er von
beiden begrüßt und alle gehen gemeinsam ins Therapie-
zimmer. Für die Sitzordnung hat es sich bewährt, wenn
alle drei »gleichberechtigt« in einem gleichschenkligen
Dreieck zusammensitzen und damit eine Sitzposition einnehmen, bei der sie sich gegenseitig gut sehen und hören
können (siehe Abbildung 4).
    Für viele Klienten/Klientinnen ist es angenehm, wenn
sie den Sitzplatz selbst auswählen dürfen – so können sie
zum Beispiel entscheiden, ob sie die Tür im Blick haben
wollen oder das Fenster. Auch die Sitznähe der am Gespräch Beteiligten zueinander sowie die Berücksichtigung
von Blickkontakt spielen bei der Positionierung eine besondere Rolle. Jede Form von Sitzordnung wirkt sich dabei auf die Gesprächsdynamik aus. Dies gilt es vor allem
am Anfang der Beratung und Therapie genau in den Blick

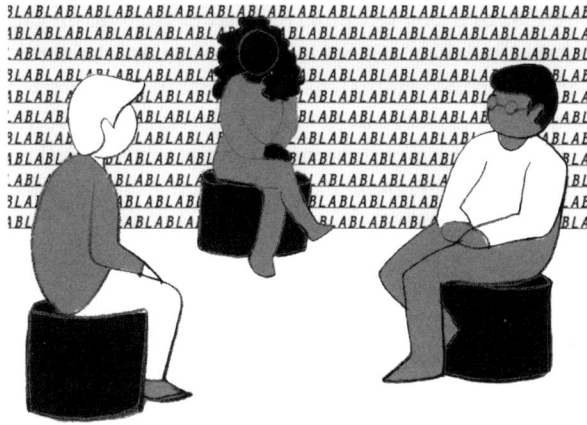

Abbildung 4: Bewährte Sitzposition der Gesprächstriade (gezeichnet von Sonia Sanmartin)

zu nehmen, um einen angenehmen Gesprächsrahmen für die kommenden Sitzungen herzustellen. »Meistens gilt, um die Konstanz des psychotherapeutischen Rahmens zu bewahren, dass die Sitzordnung von einer therapeutischen Sitzung zur nächsten immer dieselbe bleiben sollte« (Brune u. Akbayir, 2015, S. 43).

Während des Gesprächs ist es wichtig, dass die Therapeuten/Therapeutinnen und Berater/-innen mit den Klienten/Klientinnen sprechen, damit ein direkter Kontakt entstehen kann. Das bedeutet für die Therapeuten/ Therapeutinnen oder Berater/-innen, dass sie die Klienten/Klientinnen direkt anschauen, wenn sie mit ihnen sprechen. Dementsprechend wird kein Blickkontakt zu der sprachmittelnden Person gesucht. Sowohl durch die direkte Ansprache als auch durch die körperliche Zugewandtheit und den Blickkontakt findet eine unmittelbare an die Klienten/Klientinnen adressierte Kommunikation statt. So werden beispielsweise Fragen direkt gestellt:

»Wie ist es Ihnen seit unserem letzten Gespräch ergangen?« (und nicht zur Sprachmittlerin/zum Sprachmittler: »Fragen Sie Frau X., wie es ihr seit unserem letzten Gespräch ergangen ist.«). Auch wenn die Klienten/Klientinnen die Worte nicht verstehen, entsteht so ein direkter Bezug und eine kommunikative Beziehung. Häufig verstehen die Klienten/Klientinnen mit zunehmender Zeit immer mehr von dem, was die Therapeuten/Therapeutinnen und Berater/-innen sagen. Wenn Klienten/Klientinnen bevorzugt die sprachmittelnde Person und nicht die Therapeutin/den Therapeuten bzw. den Berater/die Beraterin anschauen, wenn sie selbst sprechen, ist das in Ordnung, doch sollten der Therapeut/die Therapeutin bzw. der Berater/die Beraterin weiterhin den (Blick-)Kontakt anbieten.

Während des Erst- oder Aufnahmegesprächs muss vieles erklärt werden. Bewährt hat sich in der Praxis folgende Vorgehensweise:[5]

Zunächst sollte geklärt werden, ob sich die Sprachmittlerin/der Sprachmittler und die Klientin/der Klient gut verständigen können – es kann vorkommen, dass sie unterschiedliche Dialekte sprechen oder dass in verschiedenen Regionen zahlreiche unterschiedliche Begriffe verwendet werden, was die Sprachmittlung erschweren kann. Wenn die Verständigung funktioniert, kann es richtig losgehen. In der Regel ist es sinnvoll, die Klienten/Klientinnen zu fragen, ob sie wissen, in was für einer Einrichtung sie sich befinden, oder ob man es noch einmal genauer erklären soll – das wünschen sich in der Tat die meisten. Therapeuten/Therapeutinnen und Berater/-innen sollten

---

5 Einige der im Folgenden beschriebenen Vorgehensweisen wurden bereits im vorherigen Abschnitt benannt. Diese Doppelung ist sowohl gewollt als auch praxisnah. Tatsächlich hat es sich bewährt, Regeln zunächst im Zweiergespräch mit der sprachmittelnden Person und dann nochmals zu dritt gemeinsam mit Klienten/Klientinnen zu besprechen.

sich kurz persönlich vorstellen, ebenso die Sprachmitt-
ler/-innen, damit sie als Personen greifbar und vertrau-
enswürdig werden. Inhalte der Vorstellung können Name,
Alter und Beruf sein. Gegebenenfalls kann auch darüber
Auskunft gegeben werden, ob man verheiratet ist oder
Kinder hat; der Herkunftsort kann genannt werden und
bei Bedarf kann darüber informiert werden, wie lange die
Sprachmittlerin/der Sprachmittler schon in Deutschland
lebt und wie lange er/sie und die Therapeutin/der Therapeut schon Mitarbeiter/-innen der Einrichtung sind. Die
Rolle der sprachmittelnden Person sollte besprochen werden. Manche Klienten/Klientinnen haben den Wunsch,
den Sprachmittlern/Sprachmittlerinnen etwas anzuver-
trauen, und verbinden diesen Wunsch mit der Bitte, diese
Aussage nicht zu dolmetschen. Wenn Sprachmittler/-in-
nen zu Geheimnisträgern/Geheimnisträgerinnen werden, kann dies den Therapie- und Beratungsprozess stören. Insofern ist es wichtig, dass von Anfang an geklärt
wird, dass alles gedolmetscht wird. Außerdem sollte erklärt
werden, dass sowohl der Therapeut/die Therapeutin bzw.
der Berater/die Beraterin als auch der Sprachmittler/die
Sprachmittlerin schweigepflichtig sind: »Alles, was Sie sagen, bleibt unter uns, es sei denn, Sie geben uns die Erlaub-
nis oder den Auftrag, mit jemandem, zum Beispiel Ihrem
Anwalt oder behandelnden Arzt, darüber zu sprechen.«

Auch der Vorgang der Sprachmittlung sollte erläutert
werden: »Alles, was wir hier sagen, wird übersetzt. Deshalb ist es gut, wenn Sie immer wieder Pausen für das
Dolmetschen machen, damit nichts von dem, was Sie sagen, verloren geht.« In der Praxis haben sich zwei bis drei
Sätze als gut merk- und übersetzbare Frequenz erwiesen,
die relativ zügig in die andere Sprache übertragen werden
kann. Auch die Unterbrechung durch ein Handzeichen
sollte als ausschließlich der Sprachmittlung dienlich erläutert werden, so dass sich die Klienten/Klientinnen durch

diese notwendigen Unterbrechungen nicht gekränkt fühlen und ein Verständnis für die gemeinsame Kommuni-
kationsweise entwickeln.

Auch das Dolmetschen in der ersten Person sollte erläutert werden: Der Klient/die Klientin und der Thera-
peut/die Therapeutin oder der Berater/die Beraterin sprechen sich direkt an, die Sprachmittelnde dolmetscht in der
ersten Person. Für den Klienten/die Klientin (und für den
Sprachmittler/die Sprachmittlerin) ist es hilfreich, erläutert zu bekommen, dass diese Form des Dolmetschens
sich zwar zunächst ungewöhnlich anfühlt, aber am we-
nigsten Verwirrung stiftet, weil durch die direkte Ansprache trotz sprachlicher Brückenbildung immer klar ist, wer
gemeint ist. Das Reden in kurzen Einheiten und die Notwendigkeit, den anderen zuerst ausreden zu lassen (klingt
banal, ist es aber in der Praxis nicht) sind weitere sinnvolle Vorgaben.

Fragen oder Irritationen des Sprachmittlers/der Sprachmittlerin bezüglich der Vorgehensweise der Therapeuten/
Therapeutinnen oder Berater/-innen werden in der Regel nicht während des Therapie- oder Beratungsgesprächs,
sondern danach besprochen. Sie stellen eine wichtige
Rückmeldung dar und sollten unbedingt Raum bekommen. Teilweise ist ein Feedback aber auch während des
Therapie- oder Beratungsgesprächs notwendig oder bedeutsam. Stellt die sprachmittelnde Person etwas fest, dass
das Wohl der Klientin bzw. des Klienten oder den Therapie-
oder Beratungsprozess gefährdet und nicht bis nach der
Sitzung warten kann, so kann sie ihre Rolle verlassen und
die Therapeutin/den Therapeuten oder den Berater/die Beraterin darauf hinweisen. Dieser Ausfall aus der Rolle wird
dann benannt: »Mir ist etwas Wichtiges aufgefallen, kann
ich das kurz sagen«, und im Nachhinein für die Klientin/
den Klienten rückübersetzt. Auch »sprachliche oder inhaltliche Missverständnisse sollten der/dem Therapeut/-in

oder der/dem Berater/-in (direkt) rückgemeldet werden«
(Abdallah-Steinkopff, 1999, S. 218).

Eine weitere Ausnahme stellt fehlendes Verständnis dar.
Wenn die Sprachmittlerin/der Sprachmittler eine Aussage
nicht versteht, kann sie/er sie auch nicht (richtig) dolmetschen. Wenn es notwendig ist, dass sie/er nachfragt, weil
er/sie eine Aussage nicht verstanden hat, sollte dies kurz
kommuniziert werden: »Das habe ich (akustisch/inhalt-
lich) nicht verstanden, könnten Sie das nochmal oder in
anderen Worten sagen?« Bei Verständigungsschwierig-
keiten ist es jedoch nicht sinnvoll, wenn sich ein Dialog
zwischen dem Sprachmittler/der Sprachmittlerin und dem
Klienten/der Klientin oder dem Therapeuten/der Therapeutin bzw. dem Berater/der Beraterin entspinnt, da der
oder die jeweils andere nicht einschätzen kann, worum es
sich inhaltlich dreht. Daher wird das Nachfragen für nicht
Beteiligte rückübersetzt: »Ich habe ihn nicht verstanden
und gebeten, das nochmal anders zu formulieren.« Man
könnte argumentieren, dass es Inhalte gibt, die nur der
Klient/die Klientin und der Therapeut/die Therapeutin,
nicht jedoch die Sprachmittlerin/der Sprachmittler verstehen müssen. Das kann im Einzelfall funktionieren, generell gilt jedoch, dass ein Dolmetschen komplexer Inhalte
ohne Verständnis nicht möglich ist. Daher ist es auch so
wichtig, die Sprachmittlerin/den Sprachmittler über den
Hintergrund des Klienten/der Klientin, das therapeutische
Vorgehen etc. aufzuklären.

In der Zusammenarbeit mit Sprachmittlern/Sprach-
mittlerinnen wird generell das Ideal des wortwörtlichen
Dolmetschens angestrebt. Manche Dinge lassen sich jedoch nicht wörtlich übertragen. Besonders auf der Hand
liegt dies bei der Verwendung von Redewendungen, Metaphern, Sprachbildern und Ähnlichem. Diese werden,
falls keine Entsprechung existiert, zunächst wörtlich, dann
sinngemäß gedolmetscht. Teilweise müssen auch andere

Bilder verwendet werden, damit der gleiche Inhalt kulturangemessen transportiert wird. Hier ist die sprachmittelnde Person Experte oder Expertin. Und sie/er muss nicht perfekt sein. Wenn es Worte und Ausdrücke gibt, die sie/er selbst nicht kennt, oder für die es in der anderen Sprache keine Entsprechung gibt, ist es völlig in Ordnung, wenn Begriffe umschrieben werden.

Zudem muss die Vermittlung durch einen »menschlichen Dolmetscher« immer auch eine subjektive Komponente enthalten (vgl. Kleefeldt, 2017). Gerade bei komplexen therapeutischen Inhalten ist es daher sinnvoller, nicht prozess-, sondern ergebnisorientiert zu denken und als Kriterium Wirksamkeit oder Brauchbarkeit des Sprachmittelns anzunehmen. »So wird eine *gute* Dolmetscherin ein und dieselbe Aussage in Abhängigkeit vom Sprach- und Bildungsniveau des Klienten mit anderen Worten übersetzen und gerade hierdurch die *Brauchbarkeit* der Therapie oder Beratung auf einem gleichbleibend hohen Niveau halten« (Kleefeldt, 2017, S. 15, Herv. i. O.). Gleiches gilt allerdings auch für die Therapeutin/den Therapeuten und die Beraterin/den Berater – es ist ihre Aufgabe, Inhalte auf einem sprachlichen und Abstraktions-Niveau zu formulieren, die es der Klientin/dem Klienten möglich machen, diese zu verstehen – entsprechend unterscheiden sich die Formulierungen für eine Klientin, die nie eine Schule besucht hat, von denen für eine Akademikerin.

5.4 Nachgespräch(e)

Nach dem Erstgespräch sollten die Klienten/Klientinnen gefragt werden, ob sie sich eine weitere Zusammenarbeit mit der Sprachmittlerin oder dem Sprachmittler vorstellen können. Das macht hauptsächlich dann Sinn, wenn alternative Sprachmittler/-innen zur Verfügung stehen. Ist dies nicht der Fall, bedeutet eine Ablehnung der Sprachmitt-

lerin/des Sprachmittlers den Abbruch der Therapie oder
Beratung. Gibt es jedoch Alternativen, sollte den Klien-
ten/Klientinnen erklärt werden, dass ein Wechsel möglich ist, wenn sie sich sprachlich nicht ausreichend mit der
Sprachmittlerin/dem Sprachmittler verständigen können
oder das Gefühl haben, dass es auf der Beziehungsebene
nicht passt. Idealerweise geschieht dies mit Hilfe eines anderen Sprachmittlers/einer anderen Sprachmittlerin, um
eine zögerliche und höfliche Zustimmung der Weiterarbeit
trotz Unsicherheit oder Ablehnung auf Seiten der Klien-
tin/des Klienten zu vermeiden. Praktisch ist dies aber nur
selten möglich.

Nach der Verabschiedung der Klientin oder des Klienten sollten sich die Therapeutin/der Therapeut oder die Be-
raterin/der Berater und der Sprachmittler/die Sprachmittlerin noch einmal für einige Minuten zusammensetzen.
Beim Nachgespräch geht es einerseits um die Reflexion
der Verständigung und des Gesprächsverlaufs, andererseits ist im Nachgespräch Raum für Anmerkungen und
Beobachtungen der Sprachmittlerin/des Sprachmittlers.
Hier können Schwierigkeiten aller Art angesprochen und
Informationen weitergegeben werden, die im Gespräch
selbst keinen Platz hatten. Das trägt entscheidend zur Vorbeugung oder Bereinigung von Missverständnissen und
somit zur Qualitätssicherung und -verbesserung bei.

Zunächst sollte gefragt werden, wie die Verständigung
war:
- Gab es Probleme bei der Verständigung?
- Wie ist das sprachliche Ausdrucksvermögen des
  Klienten/der Klientin (wenn nicht in seiner/ihrer
  Herkunftssprache gedolmetscht wird, sondern z. B. in
  Russisch bei Tschetschenen/Tschetscheninnen)?
- Waren Sprache und Inhalte klar verständlich? Waren
  sie wirr, unzusammenhängend, lückenhaft?
- Gab es viele Wiederholungen?

Falls es in der Verständigung Probleme gab, sollten der Therapeut/die Therapeutin oder der Berater/die Beraterin und der Sprachmittler/die Sprachmittlerin besprechen, wie sie in zukünftigen Gesprächen mit derartigen Problemen umgehen wollen.

Die Therapeuten/Therapeutinnen oder Berater/Beraterinnen können aus ihrer Sicht erläutern, wie sie vorgegangen sind und die Vorgehensweise näher begründen, wenn dies gewünscht ist. Zudem geben sie der Sprachmittlerin/dem Sprachmittler eine Rückmeldung. Um die Arbeitsbeziehung zu festigen, ist es hilfreich, vor allem auch Positives zurückzumelden und nicht als selbstverständlich hinzunehmen. Positive und konstruktiv-kritische Rückmeldungen sollten sich mindestens die Waage halten, keinesfalls sollten die negativen Rückmeldungen überwiegen. Das heißt, die Kritik sollte dosiert vorgebracht werden. Unter Umständen kann das heißen, dass zunächst nur der wichtigste Kritikpunkt besprochen und alles Weitere auf die Folgegespräche verschoben wird. Auf der anderen Seite ist es auch für die Therapeuten/Therapeutinnen und Berater/-innen hilfreich, wenn die sprachmittelnde Person ihnen eine Rückmeldung bezüglich ihrer Wirkung nach außen und der wahrgenommenen Beziehung zwischen Therapeut/-in bzw. Berater/-in und Klient/-in gibt. Zudem können Eindrücke beschrieben und Fragen gestellt werden, wie:

– Gab es Besonderheiten während des Gesprächs?
– Ist etwas aufgefallen?
– Gibt es noch etwas, was Sie zu dem Gespräch sagen möchten?

Die Sprachmittlerin/der Sprachmittler kann unter Umständen sehr interessante und für den Therapie- und Beratungsprozess relevante Beobachtungen machen und Einschätzungen geben. Sie/Er versteht unmittelbar, wie die

Klientin/der Klient spricht, zum Beispiel ob sie/er sich gewählt oder sehr einfach ausdrückt, ob sie/er Sätze beginnt und wieder abbricht, ob sie/er sprachliche Bilder benutzt, die kulturtypisch oder ungewöhnlich sind. Diese Beobachtungen und Kommentare der Sprachmittler/-innen können Teil des Nachgesprächs sein. Die sprachmittelnde Person unterstützt so als Kulturmittler/-in auch die interkulturelle Kommunikation.

In der Regel werden nonverbale Signale nicht »übersetzt«, da sie unmittelbar von allen Gesprächsbeteiligten wahrgenommen werden können. Entsprechend erfordert die wahrgenommene Gestik und Mimik in der Regel keine unmittelbare Erläuterung durch die Sprachmittler/-innen. In der Therapie oder Beratung entstehende Irritationen, die durch nonverbale Signale ausgelöst werden, können direkt angesprochen und für den Therapieverlauf sowie das gegenseitige Verständnis und Vertrauen genutzt werden. Es besteht jedoch auch die Möglichkeit, nach der Sitzung mit der sprachmittelnden Person über eine auffällige Gestik, Mimik, Körperhaltung, Anordnung im Raum oder auch über stattgefundene Bewegungen im Raum zu sprechen.

Therapeuten/Therapeutinnen und Berater/-innen sind mitverantwortlich für das Wohlergehen der Sprachmittler/-innen. Sie sollten es sich angewöhnen, insbesondere nach belastenden Gesprächen kurz mit der sprachmittelnden Person über deren Verfassung zu reflektieren. Gespräche mit schwer belasteten oder traumatisierten Klienten/Klientinnen können die sprachmittelnde Person belasten. Wenn sie aus dem gleichen Herkunftsland stammt, hat sie möglicherweise ähnliche Erfahrungen gemacht, die durch das Gespräch wachgerufen werden, oder sie hat Angehörige, die noch vor Ort sind und um die sie sich sorgt. Insofern sollte im Nachgespräch unbedingt gefragt werden, wie es der Sprachmittlerin/dem Sprachmittler geht, ob alles in Ordnung sei oder ob ihr Dinge besonders nah gegangen seien, ob sie Entlastung brauche. Falls Letzteres der Fall ist, sollte in Abhängigkeit davon, ob Angebote wie Supervision und Intervision zur Verfügung stehen, mit der Sprachmittlerin/dem Sprachmittler geklärt werden, was zur Entlastung beitragen könnte. Dies können Gespräche (professionell oder privat) sein, aber auch Aktivitäten oder kreative Tätigkeiten (vgl. Wedam, 2015).

5.5 Fazit

Es gibt wichtige und in der Praxis bewährte Regeln und Herangehensweisen der Sprachmittlung in psychosozialer Beratung und Therapie. Angesichts der individuellen und komplexen Bedarfe und Rahmenbedingungen, die Geflüchtete mitbringen, erfordert die Arbeit mit Sprachmittlern/Sprachmittlerinnen jedoch vor allem Flexibilität anstatt Routine. Die aufgeführten Vorgehensweisen und Regeln sind »Mittel zum Zweck«. Sie sollten keinesfalls zum Selbstzweck erhoben werden. Es wird immer wieder besondere Situationen geben, in denen es Sinn macht, die eine oder andere Regel zu brechen. Daher plädieren wir für einen flexiblen Umgang. Nur so kann in einem komplexen Gesprächssetting mit Sprachmittlung den komplexen und wechselnden Realitäten Rechnung getragen werden.

Literatur

Abdallah-Steinkopff, B. (1999). Psychotherapie bei Posttraumatischer Belastungsstörung unter Mitwirkung von Dolmetschern. Verhaltenstherapie. For the Practioner. Aus der Praxis für die Praxis, 9, 211–220.
Brune, M., Akbayir, E. (2015). Die Macht der Sprache in der Psychotherapie. Betrachtungen aus Sicht des Psychotherapeuten und aus Sicht der Dolmetscherin. NTFN – Netzwerk für trau-

matisierte Flüchtlinge in Niedersachsen (Hrsg.), Psychotherapie zu Dritt. Über die Arbeit mit Dolmetschern in therapeutischen Gesprächen (S. 39–46). Hannover: Selbstverlag.

Kleefeldt, E. (2017). Die Kommunikation der Kommunikation: Eine systemtheoretische Betrachtung der Beratung und Therapie mit DolmetscherInnen. Familiendynamik, 42 (1), 10–17.

Reddemann, L. (2005). Imagination als heilsame Kraft. Zur Behandlung von Traumafolgen mit ressourcenorientierten Verfahren. Stuttgart: Klett-Cotta.

Wedam, U. (2015). Psychisches Erleben von DolmetscherInnen. In UNHCR Österreich (Hrsg.), Trainingshandbuch für DolmetscherInnen im Asylverfahren (S. 185–191). Linz: Trauner.

6 Spannungsfelder und Chancen in der Zusammenarbeit mit Sprachmittlern/Sprachmittlerinnen

Silvia Schriefers, BAfF

Das psychosoziale Setting erfährt durch die Anwesenheit einer weiteren Person eine zusätzliche Komplexität, die mit besonderen Potentialen, aber auch besonderen Herausforderungen verbunden ist. Die Praxis zeigt, dass es in diesem Feld wiederkehrende und damit für dieses Setting charakteristische Spannungsfelder gibt. Es ist wichtig und hilfreich, sich dieser bewusst zu sein und sie rechtzeitig zu erkennen, um möglichen Konflikten vorzubeugen bzw. Rollenkonfusionen, Verstrickungen oder Grenzverletzungen schnell und sicher begegnen zu können.

Die Zusammenarbeit mit Sprachmittlern/Sprachmittlerinnen ist nicht nur für die meisten Psychotherapeuten/Psychotherapeutinnen und Berater/-innen ein neues, unbekanntes Terrain, in dem sie sich zurechtfinden müssen, auch für die Sprachmittler/-innen ist das Setting Psychotherapie und Beratung in der Regel zunächst fremd. Sie haben zum Teil eine Ausbildung für ihre Tätigkeit als Sprachmittler/-innen absolviert, andere sind Muttersprachler/-innen mit einem gänzlich anderen Ausbildungshintergrund. Trotz Ausbildung sind sie in der Regel nicht auf die Prozesse vorbereitet, die der Psychotherapie und auch der Beratung zu eigen sind, auf die Dynamiken, die sich entfalten, oder auf die intensiven Gefühle, die entstehen können.

»Ich erinnere mich an eine Klientin, die starke Kopfschmerzen hatte. Um Veränderungen in den Schmerzzuständen zu beschreiben, arbeiteten wir mit Imaginationen. Allerdings sagte die Dolmetscherin am Ende einer Stunde: ›Jetzt habe ich Kopfschmerzen.‹ Sie hatte sich so tief in die Situation hineinversetzt, dass sie die Kopfschmerzen übernommen hatte. Im Idealfall verfügen Therapeuten hoffentlich über Mechanismen, um mit Übertragungsphänomenen umzugehen. Die haben Dolmetscher aber nicht oder nie gelernt« (Therapeutin).

In der langjährigen Praxis der Psychosozialen Zentren wurden Lösungsansätze entwickelt, um den Herausforderungen, die sich in der Zusammenarbeit mit Sprachmittlern/Sprachmittlerinnen zeigen können, zu begegnen. Es zeigt sich in der Auseinandersetzung mit dieser Thematik zum einen, dass der Umgang mit diesen Konflikten in der psychosozialen Praxis genutzt werden kann, um konstruktiv(er) weiter zusammenzuarbeiten. Es geht beispielsweise darum, wie Unsicherheiten begegnet, Klärung herbeigeführt wird oder wie die Beziehung und das Arbeitsbündnis gestärkt werden. Zum anderen verweisen die Erfahrungen der Therapeuten/Therapeutinnen und Berater/-innen in den Zentren darauf hin, dass das erweiterte Setting mit Sprachmittlern/Sprachmittlerinnen gewinnbringend und hilfreich in dem Sinne ist, dass mit ihm erweiterte Chancen für Beratung und Therapie verbunden sind. Die Ausführungen und Praxisbeispiele basieren auf Interviews, die mit Mitarbeitern und Mitarbeiterinnen der Zentren geführt wurden, auf eigenen Erfahrungen in diesem Bereich sowie auf vorhandenen Publikationen zum Thema.

6.1 Von Rollen und Erwartungen

In den Abschnitten dieses Unterkapitels werden Rollenkonfusion, ambivalente Rollenvorstellungen sowie die Doppelrolle als Ressource genauer in den Blick genommen.

Typische Fälle zu Beginn der Therapie und
Beratung zu dritt: Rollenkonfusion

Die Psychotherapie und Beratung zu dritt ist für Psycho-
therapeuten/Psychotherapeutinnen wie auch Berater/-in-
nen, die beginnen mit Geflüchteten zu arbeiten, in der Regel eine unvertraute Situation. Sie ist kein Bestandteil des
Ausbildungscurriculums oder der Praxis der gesundheitlichen Regelversorgung. Aus dieser Situation können Unsicherheiten in Bezug auf die eigene Rolle als Berater/-in
oder Therapeut/-in und damit verbunden in Bezug auf den
eigenen Verantwortungs- und Aufgabenbereich erwachsen.

Das Verlassen der eigenen Rolle kann sich darin äußern, dass die Gesprächsführung situativ den Sprachmitt-
lern/Sprachmittlerinnen übergeben bzw. von diesen übernommen wird. Dies geschieht zum Beispiel, indem die
Sprachmittler/Sprachmittlerinnen mit dem Klienten oder
der Klientin selber in den Dialog treten. Sie übersetzen
Fragen oder Ausführungen des Therapeuten/der Therapeutin oder des Beraters/der Beraterin so, wie sie finden,
dass es für den Klienten/die Klientin verständlicher ist.
Oder sie antworten von sich aus auf Fragen der Thera-
peutin/des Therapeuten oder der Beraterin/des Beraters
anstelle der Klientin/des Klienten:

»Es wäre besser, wenn Sie mich erstmal der Klientin erklären
lassen, um was es hier geht. Sie ist eine ganz einfache Frau
und kennt so etwas wie Psychotherapie nicht.«

Das Gespräch verlagert sich in solchen Situationen auf
die Dyade Sprachmittler/Sprachmittlerin – Klient/Klien-
tin, der Therapeut oder die Therapeutin bleibt außen vor.
Die Gesprächsführung und damit die Steuerung des therapeutischen Prozesses sind in diesen Situationen auf den

Sprachmittler oder die Sprachmittlerin übertragen. Das
Beziehungsdreieck gerät in ein Ungleichgewicht.

»Die Dolmetscherin kannte die Klientin schon aus vielen anderen Gesprächen. Sie beantwortete die Fragen immer wieder
selber für die Klientin, so dass ich sie häufig stoppen musste.
Ich hatte den Eindruck, dass sie sich dadurch gekränkt fühlte
und nicht gewürdigt in ihrer Kompetenz. Durch ihr Verhalten
hat sie sich jedoch zwischen mich und die Klientin geschoben
und so den Kontakt zu der Klientin blockiert« (Therapeutin).

Auch für die Klienten/Klientinnen ist in Situationen wie
dieser nicht mehr erkennbar, welche konkrete Rolle das
Gegenüber hat und wer für welche Anliegen Ansprech-
partner/-in ist. Trotz Unsicherheit seitens der Therapeu-
ten/Therapeutinnen oder Berater/-innen ist die Einhaltung und Sichtbarmachung der eigenen Rolle in jeder
Phase des Kontakts und der Zusammenarbeit von Bedeutung, damit es nicht zu einer Rollenkonfusion kommt:

»Das hängt schon davon ab, ob ich den Klienten selber
begrüße oder ob ich den Dolmetscher auffordere: ›Sagen
Sie ihm, dass ich die Therapeutin bin.‹ Man muss einfach auf
den Klienten zugehen und sagen: ›Guten Tag!‹«

Spricht der Therapeut/die Therapeutin oder der Berater/
die Beraterin die Klienten/Klientinnen direkt selber an,
so weiß die sprachmittelnde Person, dass er bzw. sie übersetzen muss. Der Klient oder die Klientin muss durch das
gezeigte Verhalten des Gegenübers erfahren können, wer
zuständig und Ansprechpartner/-in für die psychischen

Belastungen oder Beratungsanliegen ist und wer dafür zuständig ist, diese Anliegen zu übersetzen und die sprachliche Verständigung zu gewährleisten.

Unsicherheit und fehlende Erfahrung können aufgefangen werden, indem in Vor- und Nachgesprächen der Raum für eine Klärung eröffnet wird, wie die weitere Zusammenarbeit und Kommunikation erfolgt. Die Unsicherheit der Psychotherapeuten/Psychotherapeutinnen und Berater/-innen darf jedoch nicht dazu führen, dass die eigene Rolle (zeitweise) verlassen wird. Insbesondere zu Beginn der Therapie und Beratung zu dritt kann es eine Herausforderung sein, eine eigene Haltung und auch Selbstverständlichkeit in der eigenen Rollenanforderung und dem erweiterten Setting zu entwickeln.

Herausforderungen durch ambivalente Rollenvorstellungen

Die Einhaltung der eigenen Rolle kann aber auch durch andere Faktoren erschwert sein. So gelten Sprachmittler/-innen in den psychotherapeutischen Sitzungen oder Beratungsgesprächen nicht einfach als Gesprächsteilnehmer/-innen, sondern haben vielmehr die Rolle und Aufgabe des Sprachrohrs, sie gewähren den Kommunikationsfluss. Aufgrund der Sprache und der Herkunft, die sie häufig mit den Klienten/Klientinnen teilen, und der Sozialisation im gleichen Kontext verfügen sie innerhalb der Triade in der Regel als Einzige über ein umfassendes Wissen über beide Kulturen, Normen und Werten. Sie werden daher auch als kulturelle Brücke zwischen Klient/-in und Therapeut/-in bezeichnet (vgl. Abdallah-Steinkopff, 1999, auch in Bezug auf die nachfolgenden Aussagen).

Die Psychotherapeuten, -therapeutinnen, Berater und Beraterinnen haben in der Regel die Erwartungshaltung, dass die dolmetschende Person den Regeln der Neutralität und Abstinenz im Umgang mit den Klienten/Klientinnen folgt. Hingegen ist die Sicht der Klienten/Klientinnen häufig eine andere. Die Sprachmittler und -mittlerinnen werden als Landsleute gesehen, die sie (besser) verstehen können, die möglicherweise eine ähnliche Geschichte haben, die es schon geschafft haben und von denen sie konkrete Unterstützung in Bezug auf das Vortragen oder die Durchsetzung ihrer Anliegen erwarten, beispielsweise gegenüber Rechtsanwälten/Rechtsanwältinnen, Behörden oder Institutionen. Zum Teil wünschen sich Klienten/Klientinnen aufgrund der vermeintlichen Nähe und Vertrautheit auch freundschaftliche Beziehungen zur sprachmittelnden Person. Das folgende Zitat einer Kinder- und Jugendlichentherapeutin verdeutlicht diese Sichtweise der Klienten/Klientinnen:

»Häufig ist es so, dass sich die Eltern stark auf den Dolmetscher stürzen, weil er vielleicht aus dem gleichen Land kommt und sie ihn einbeziehen wollen, also zum Beispiel nach Informationen, Empfehlungen oder anderen Dingen fragen.«

Sprachmittler/Sprachmittlerinnen sind entsprechend mit ambivalenten Erwartungshaltungen konfrontiert: den professionellen Erwartungen der Psychotherapeuten/Psychotherapeutinnen und der Berater/Beraterinnen sowie den moralischen Erwartungen ihrer Landsleute. Daraus können sich Konflikte und Unsicherheiten in Bezug auf die eigene Rolle und das damit verbundene Verhalten ergeben:

»Es gilt in meiner Kultur als unhöflich und als Beleidigung, wenn man sich nicht untereinander hilft. Da ist es sehr schwer, »Nein« zu sagen oder die Handynummer nicht herauszugeben, wenn ich gefragt werde« (Sprachmittler).

Die Situation ist für die Sprachmittler/-innen durch die häufig bestehenden Gemeinsamkeiten mit den Klienten/ Klientinnen erschwert, die sie in die Nähe zueinander rücken lassen. Die Verbindung ist – insbesondere zu Beginn von Psychotherapie oder Beratung – in der Regel größer und von anderer Qualität als die Verbindung zwischen Sprachmittlern/-innen und Therapeuten/Therapeutinnen bzw. Beratern/Beraterinnen. Es ist die Aufgabe der Therapeuten/Therapeutinnen und Berater/Beraterinnen, die unterschiedlichen Rollenanforderungen der Sprachmittler/-innen im Blick zu haben und diese dabei zu unterstützen, mit Erwartungen, die über ihre Rolle hinaus an sie herangetragen werden, sowie sich möglicherweise daraus ergebenden Schuld- oder Loyalitätskonflikten umzugehen.

Doppelrolle als Ressource

Mit der Doppelrolle des Sprachrohrs und der kulturellen Brücke sind jedoch nicht nur mögliche Konflikte verbunden. In der Beratung und Therapie kann das besondere Wissen der Sprachmittler/-innen auch eine wichtige Ressource sein, um einen zusätzlichen Zugang zur Weltsicht der Klienten/Klientinnen zu eröffnen. Sprachmittler/-innen sind Quelle von Wissen und Informationen, um beispielsweise die Schilderung der Klienten/Klientinnen einordnen und in ihrer Bedeutung für diese nachvollziehen zu können oder um Sinnbilder und Ausdrucksformen zu verstehen. So kann in der Nachbesprechung gemeinsam geklärt werden, ob die Gründe für das Schweigen einer Klientin oder dem eingeschränkten Bericht ihres emotionalen Innenlebens beispielsweise in kultur- oder religionsbezogenen Normen begründet sind oder Hinweise ihrer psychischen Belastung darstellen. Die eigene fachliche Einschätzung kann mit Hilfe des Wissens der Sprachmittler/-innen validiert und fachlich falschen Schlüssen vorgebeugt werden.

Auch die besondere Verbindung von Klient/-in und Sprachmittler/-in in der Triade kann für den therapeutischen und Beratungsprozess genutzt werden: Die gleiche Herkunft zu haben, kann Vertrauen fördern und Nähe erzeugen und damit hilfreich für den Beziehungsaufbau sein. Insbesondere bei Menschen, denen es aufgrund der traumatisierenden Erfahrungen schwerfällt, zu vertrauen, können Sprachmittler/-innen ein Anker in der Triade sein:

»Ich denke, die Dolmetscherin hat eine ganz besondere Brückenfunktion zwischen uns, zwischen ihm und mir. Sie übersetzt nicht einfach nur die Sprache, sondern sie kann sich nochmal anders einfühlen in die Kultur und somit zu einem besseren Verständnis beitragen, auch bei den Ratsuchenden, weil er oder sie weiß: Hier bin ich auch ein Stück weit, also hier kann ich andocken und finde vielleicht auch einen Teil der mir verloren gegangenen Kultur wieder« (Therapeutin).

Sprachmittler/-innen sind unvermeidbar auch als Menschen im Raum anwesend, die innerlich beteiligt sind an den therapeutischen oder beraterischen Prozessen und über ihre subjektive Haltung auch Beziehungsarbeit leisten. Die Komplexität der Rollenanforderungen an Sprachmittler/-innen, wie sie im vierten Kapitel dargestellt wurden, und das Spannungsfeld, das sich daraus ergibt – Abstinenz und Neutralität, zugleich kein maschinenartiges Übersetzen, sondern Unterstützung einer Vertrauen erzeugenden Atmosphäre, eine Brücke zwischen den Kulturen zu bieten und zugleich einen die Grenzen wahrenden Abstand zu den Klienten/Klientinnen einzunehmen – ist eine Herausforderung für alle Beteiligten. In der Psychotherapie und Beratung mit Sprachmittlern/

Sprachmittlerinnen ist es wichtig, diese Komplexität und
die Ausgestaltung der Rolle der sprachmittelnden Person bei dem jeweiligen Einzelfall im Blick zu behalten
bzw. zu klären. Es bedarf einer Verständigung zwischen
Sprachmittler/-innen und Therapeuten/Therapeutinnen
bzw. Beratern/Beraterinnen zu den jeweiligen Rollen und
den damit einhergehenden Verhaltensweisen im Sinne
eines »komplementären fits« für den jeweiligen Kontext
(vgl. Fessler u. von der Lippe, 2013). Es ist Aufgabe des
psychosozialen Fachpersonals, die Rollenverteilung in
dem erweiterten Setting zu steuern und gegebenenfalls
korrigierend einzugreifen. Damit verbunden ist auch der
Schutz der sprachmittelnden Person vor überfordernden
Situationen.

6.2 Spannungsfelder durch eingeschränkte Passung

In den folgenden Abschnitten werden die Spannungsfelder, die die komplexen Rollenanforderungen an die
Sprachmittler/-innen erzeugen, und die Frage nach den
Rollenpassungen der Sprachmittler/-innen eingehender
betrachtet.

*Merkmale und Eigenheiten der Sprachmittler/-innen –
alles muss passen?*

Persönliche Charakteristika und Merkmale der Sprach-
mittler/-innen können hemmende Beziehungsdynamiken in Gang setzen, unabhängig von ihren eigentlichen
Kompetenzen als Sprachrohr oder kulturelle Brücke. Die
Sprachmittler/-innen tragen als Teil der Triade mit ihren
persönlichen Eigenheiten, ihrer Art, zu kommunizieren
und zu übersetzen, zur Atmosphäre im psychosozialen
bzw. psychotherapeutischen Raum bei:

»Ich hatte einen eritreischen Jungen als Klienten, der bei einer Pflegemutter lebte. Am Anfang hatte ich eine Dolmetscherin, die von ihrer Art her insgesamt ernster war. Dadurch war auch die Atmosphäre im Raum insgesamt ernster. Dass sie dann zeitlich nicht mehr konnte, war ganz passend. Ich habe dann mit einer anderen Dolmetscherin gearbeitet, die war fröhlich und hatte eine positive Ausstrahlung. Dadurch hat sich auch die Atmosphäre geändert und der Junge hat sich in dieser Atmosphäre ganz offensichtlich sicherer gefühlt« (Therapeutin).

Persönliche Eigenheiten und Charakteristika sind häufig weder intendiert, noch sind sie immer steuerbar, wie beispielsweise das eigene Alter. So kann der Einsatz jüngerer Sprachmittler/-innen als unangemessen erlebt werden. Insbesondere für ältere Klienten/Klientinnen ist es mitunter hemmend, in Anwesenheit eines sehr jungen Menschen von den eigenen traumatischen Erfahrungen zu berichten. Sie können das Gefühl haben, dass ein solch junger Mensch die Bedeutung der Erfahrung und das Ausmaß des Leidens aufgrund seiner Persönlichkeitsreife möglicherweise noch nicht in Gänze erfassen kann. Auch kann ein großer Altersunterschied zu Impulsen führen, diesen jungen Menschen zu schützen und ihm das erfahrene Leid über die eigene Erzählung besser nicht aufzubürden. Dies bedeutet im Umkehrschluss nicht, dass eine Ähnlichkeit zwischen Klient/-in und Sprachmittler/-in auf allen Ebenen erforderlich ist, um ein gegenseitiges Verstehen, eine Atmosphäre des freien Erzählens und letztlich wirksame Therapie- und Beratungsprozesse zu initiieren.

»Ich hatte eine Klientin, die sehr wenig Schulbildung hatte und außerdem stotterte. Das Stottern war unterschiedlich ausgeprägt. Unter Stress wurde es häufig so gravierend, dass die Klientin gar nicht mehr sprechen konnte. Die Dolmetscherin, eine Germanistin und Romanistin, war sehr eloquent. Es war für sie unmöglich, die sehr einfache Sprache und die gestotterten Wortfetzen zu übersetzen. Zum Beispiel, wenn ich der Klientin eine Frage gestellt habe zu dem extrem leidvollen Verlust ihres Kindes und sie sich unter großer Anspannung und mühsam versuchte zu äußern. Mit größter Wahrscheinlichkeit waren die Worte oder Sätze nicht vollständig und durcheinander. Von der Dolmetscherin kamen jedoch immer schön geordnete Sätze in der Übersetzung. Und du wusstest, SO spricht die Frau unter keinen Umständen. Aber du wusstest auch, die Dolmetscherin kann nicht anders übersetzen. Da musste ich genau hinsehen, Mimik, Gestik und Körper und Gesichtsausdruck genau beobachten, um mitzubekommen, wo die Klientin steht und wo sie Schwierigkeiten bekommt. Ich habe dennoch immer sehr gern und gut mit der Übersetzerin gearbeitet, musste aber von ihrer Sprache abstrahieren und zugleich meine Beobachtungen schärfen.« (Therapeutin).

Eine eingeschränkte Passung zwischen Sprachmittler/-in und Klient/-in kann erforderlich machen, dass von Seiten der Berater/-innen und Behandler/-innen ausgleichende Aktivitäten zum Beispiel auf Beziehungsebene vorgenommen werden. Beispielsweise kann durch mehr oder weniger fürsorgliche Beziehungsbotschaften die stärkere oder weniger starke Fokussierung einzelner Emotionen oder Transferleistungen im Bereich der Kommunikation erreicht werden: Was bereitet der Klientin gerade Schwierigkeiten?, Wo zögert sie?, Wo wird sie unruhig? Die feh-

lende Passung in einem Bereich kann je nach Einzelfall
durch eine Passung auf einer ganz anderen Ebene ausge-
glichen werden, die sich für den jeweiligen Klienten oder
die Klientin als wichtiger und tragender herausstellt.

Geschlechtsbezogene Passung – von Vertrauen und Scham

Aus den Erfahrungen der Psychosozialen Zentren zeigt
sich, dass das Geschlecht von Therapeuten/Therapeutin-
nen und Beratern/Beraterinnen weitaus weniger von Bedeutung ist, als man bei dieser Arbeit annehmen könnte.
Das Geschlecht der Sprachmittler/-innen hingegen ist von
größerer Bedeutung, gerade bei sehr schambesetzten und
tabuisierten Themen. Frauen, die eine Vergewaltigung er-
leiden mussten, fällt es in Anwesenheit einer weiblichen
dolmetschenden Person oftmals leichter, offen über ihre
Erfahrungen zu berichten. In manchen Ländern oder Kulturen droht vergewaltigten Frauen der Verstoß aus der Familie und der Gemeinde. Bei weiblichen Sprachmittlerinnen wird möglicherweise von einer größeren Solidarität
unter Frauen ausgegangen. Aber auch Männer, die verge-
waltigt wurden, bevorzugen häufig eine weibliche Sprachmittlerin. Es kann für Männer, die Opfer sexualisierter
Gewalt wurden, zu schambesetzt sein, diese Erfahrung
gegenüber einem Landsmann zu berichten. Damit sind
häufig Gesichtsverlust und gesellschaftliche Abwertung
verbunden (vgl. Abdallah-Steinkopff, 1999).

Auch bei weniger schambesetzten Gesprächsinhalten können die vorhandenen Geschlechterkonzepte und
damit verbundene Vorstellungen von Männlichkeit und
Weiblichkeit den Beziehungsaufbau hemmen, wenn die
geschlechterbezogene Sozialisation dazu führt, dass sich
die Verbindungen innerhalb der Triade so verschieben,
dass behandelnde und sprachmittelnde Person als Front
wahrgenommen werden, die dem Klienten oder der Klien-

tin gegenüberstehen und ein vertrauensvolles Gespräch so behindert wird. In solchen Situationen sollte ein Wechsel der sprachmittelnden Person im Sinne einer geschlechtsbezogenen Passung erwogen werden.

»Ich hatte einen jungen afghanischen Mann in Behandlung. Wir haben mit einer weiblichen Dolmetscherin gearbeitet. Das klappte überhaupt nicht, es entwickelte sich kein Gespräch. Er hat so gut wie nicht geredet, war sehr einsilbig und schweigsam. Ich hatte den Eindruck, er ist zwischen uns beiden Frauen gefangen« (Therapeutin).

Unsicherheiten, die mit dem Geschlecht der Beteiligten zusammenhängen, können aber auch situativ entstehen:

»Ich war als Sprachmittlerin bei einem männlichen Therapeuten. Wir hatten ein Erstgespräch mit einem jüngeren Mann, der sehr stark traumatisiert war und fokussiert auf seinen Körper und die körperlichen Schmerzen. Er wurde angeschossen und wollte die Einschusswunde zeigen. Er fragte: ›Kann ich Ihnen meine Wunden zeigen?‹, und wollte sich schon entkleiden. Ich, als Frau zwischen diesen zwei Männern, fand es schwierig in meiner Rolle in dieser Position zu sein. Wie verhalte ich mich in so einer Situation? Soll ich dabei sein? Soll ich rausgehen? Ich habe mich entschieden, kurz Rücksprache mit dem Klienten zu halten. Ich sagte zu dem Mann auf Arabisch: ›Ich werde jetzt den Therapeuten darauf hinweisen, dass ich, also eine Frau, im Raum ist, und fragen, ob ich den Raum verlassen soll. Wie ist das für Sie?‹ Und dann habe ich das dem Therapeuten übersetzt und nochmal zurückgekoppelt. Da wurde ich quasi selber laut« (Sprachmittlerin).

Geschlechterbezogene Unsicherheiten sollten, wenn sie spürbar werden, direkt angesprochen und rückgemeldet werden. Dies eröffnet dem Klienten oder der Klientin die Möglichkeit, eigene Vorbehalte oder Hemmungen zu hinterfragen und sich dazu im Sinne des Selbstschutzes oder auch einer Öffnung zu verhalten.

Wenn Gruppenzugehörigkeit betroffen macht –
Auswirkungen von politischer, ethnischer oder
religiöser Einbindung

Wenn die Sprachmittler/-innen aus dem gleichen Herkunftsland oder der gleichen Region kommen wie die Klienten/Klientinnen, gehören sie möglicherweise den gleichen, vielleicht auch verfeindeten bzw. konkurrierenden Ethnien, Religionen oder politischen Strömungen an. Aus der Zugehörigkeit können sich für die Psychotherapie und Beratung schwer auflösbare Konfliktpotentiale ergeben, wenn diese einen offenen, vertrauensvollen Umgang miteinander blockiert und die Therapie oder Beratung damit kein sicherer Ort für den Klienten oder die Klientin und gegebenenfalls auch für die sprachmittelnde Person werden kann:

»Ich hatte eine russischsprachige Therapiegruppe mit Frauen aus dem Nordkaukasus. Ich habe mit einer russischen Dolmetscherin gearbeitet. Viele der Frauen waren schwer traumatisiert, haben ihre Männer oder Kinder verloren. Sie haben immer wieder geschimpft, auf den russischen Geheimdienst, das Militär und die Russen im Allgemeinen. Die Dolmetscherin war sehr engagiert, die Arbeit war ihr wichtig und lag ihr sehr am Herzen. Sie war jedoch immer auch sehr verletzt durch die Äußerungen der Klientinnen. Und irgendwann hat sie gesagt, dass sie nicht mehr übersetzen kann, dass sie an ihre Grenzen kommt« (Therapeutin).

Auch wenn die Klientinnen im Fallbeispiel des Zitats ihre
Wut und ihren Hass ausdrücklich nicht auf die Sprachmittlerin bezogen – im Gegenteil, sie war sehr beliebt bei
den Frauen –, war es der Sprachmittlerin dennoch nicht
möglich, nicht berührt zu werden und die Ambivalenzen,
die der Situation innewohnten, auf Dauer auszuhalten. Der
hinter den Reaktionen der Klienten/Klientinnen liegende
Konflikt kann für die Sprachmittlerin/den Sprachmittler
zu groß werden, so dass eine Distanzierung und damit
eine Zusammenarbeit im therapeutischen oder Beratungs-
setting nicht mehr möglich sind.

Aber auch die gleiche Herkunft, Ethnie oder Religion
von Klienten/Klientinnen und Sprachmittlern/Sprach-
mittlerinnen kann mit Schwierigkeiten für den therapeutischen oder Beratungsprozess verbunden sein. So kann
die freie Erzählung schambesetzter Themen für Klienten/
Klientinnen unangenehm und die Kommunikation ge-
hemmt sein. Mit der gemeinsamen Zugehörigkeit zu einer
Gruppe ist oftmals auch die Furcht verbunden, dass die Inhalte in die Community weitergetragen werden. Vor dem
Hintergrund der belastenden Erfahrungen der Klienten/
Klientinnen, ihrer Ängste und ihres erschütterten Ver-
trauens anderen Menschen gegenüber kann es notwendig
sein, den Sprachmittler oder die Sprachmittlerin zu wechseln, wenn kein offener und vertrauensvoller Umgang in
der Psychotherapie oder der Beratung möglich ist. In der
Praxis ist ein solches Vorgehen bei auftretenden Konflikten
sicherlich nicht immer umsetzbar, insbesondere wenn die
Klienten/Klientinnen aus einem Sprachraum kommen, für
die nur sehr wenige Sprachmittler/-innen vorhanden sind.
Auch in ländlichen Gebieten sind strukturell bedingt die
Möglichkeiten der geeigneten Sprachmittler/-innen-Aus-
wahl begrenzter als im urbanen Raum. Eine stabile Ver-
trauensbasis ist unabhängig von den unterschiedlichen
Ressourcen und Möglichkeiten im städtischen und länd-

lichen Raum jedoch grundlegend für eine gute Zusammenarbeit. In der therapeutischen Arbeit mit Menschen, die traumatisierende Erfahrungen gemacht haben, geht es häufig um Inhalte, die sehr schambesetzt sind. Diese in Gegenwart einer Person zu besprechen, der man misstrauisch gegenübersteht oder der man auch außerhalb der Therapiesitzungen immer wieder begegnet, ist für die therapeutische Arbeit ein schwerwiegendes Hindernis.

Schutzgrenzen respektieren –
neue (Handlungs-)Räume ermöglichen

In der psychosozialen Arbeit mit Geflüchteten ist es von besonderer Bedeutung, offen und flexibel in Bezug auf die besonderen Bedarfe der Menschen und die von ihnen benötigten Schutzgrenzen zu sein. Die alles erschütternden Erfahrungen, die viele geflüchtete Menschen durchlitten haben, mögen manche geplanten Zusammensetzungen in Therapie oder Beratung verhindern, auch sind einzelne Interventionen zuweilen vielleicht erstmal nicht möglich. Die Schutzgrenzen zu respektieren und anzunehmen, ist jedoch wichtige Voraussetzung für die Entwicklung von Vertrauen, der Basis der Zusammenarbeit und damit Voraussetzung für eine wirkungsvolle Psychotherapie und Beratung. Aus der Anerkennung der Leidenserfahrungen und der Bedürfnisse ergeben sich in der Folge neue Räume und damit Alternativen, die für alle Beteiligten tragbar sind und die zu einer Weiterentwicklung der therapeutischen oder beraterischen Prozesse führen:

»Ich denke an eine kurdische Klientin. Zu der zweiten Therapiesitzung, die wir hatten, kam ihr Ehemann mit. Er sagte, er müsste auf jeden Fall erst die Dolmetscherin überprüfen. Ich habe gefragt, was das heißt. Er sagte, er möchte mit der Dolmetscherin Kurmandschi reden. Ich kannte die Dolmetscherin schon sehr lange und wusste, sie war sicher und souverän, daher haben wir eingewilligt. Der Ehemann hat dann nicht lange, nur wenige Minuten mit ihr geredet und sagte danach: ›Es ist okay.‹ Er meinte, er müsse überprüfen, wo sie politisch stehe. Ich konnte mir nicht vorstellen, dass er das in so kurzer Zeit überprüfen konnte. Aber vielleicht hat die Dolmetscherin ihn überzeugt, weil sie einfach eine kompetente, ruhige und souveräne Frau war. Ich glaube, es war vielmehr eine emotionale Sicherheit, die er spüren wollte, und weniger die politische Verlässlichkeit. Vielleicht musste er einfach nur Vertrauen fassen den Menschen gegenüber, denen er seine Frau anvertraute. Die anschließende Therapie war ein langer, leidvoller Prozess, in dem sich die Frau – mit Hilfe von Therapeutin und Dolmetscherin und unterstützt von einem – bei der Therapie nicht anwesenden Ehemann – ihren qualvollen Erinnerungen (Vergewaltigung) stellte« (Therapeutin).

6.3 Das erweiterte Beziehungssetting – Herausforderungen und Potentiale

Im Folgenden werden die Herausforderungen und Potentiale, die die Triade mit sich bringt, genauer in den Blick genommen.

Zunehmende Komplexität in der Triade

Die psychotherapeutische und beratungsbezogene Triade zu organisieren und im Fluss zu halten, bedeutet auch zusätzliche bzw. eine andere Form der Arbeit. Es bedeutet ein Mehr hinsichtlich der Dynamik, die im Dreier-Setting an Komplexität gewinnt. In der sprachmittlergestützten Therapie und Beratung arbeiten wir nicht in der Dyade, zu der Sprachmittler/-innen hinzukommen, sondern wir haben ein Dreiersetting mit eigener Dynamik. Die Sprachmittler/-innen sind keine Übersetzungsmaschinen, sie sind anwesende Menschen. Mit jeder Anwesenheit eines Dritten verändert sich auch die Situation. Die neue Situation muss in den Therapie- und Beratungsprozess einbezogen und reflektiert werden. Dabei können sich verschiedene Beziehungskonstellationen ergeben. Veränderungen in einer Beziehung sind immer mit Auswirkungen auf die Beziehung der anderen verbunden. Psychotherapeuten und -therapeutinnen wie auch Berater und Beraterinnen müssen den Blick auf alle Beteiligten im Beziehungsdreieck gerichtet halten und das Beziehungssystem beobachten, damit der nötige räumliche Abstand gewahrt bleibt (vgl. Haenel, 2001).

Verschiebt sich das Beziehungsdreieck dahingehend, dass Sprachmittler/-in und Klient/-in zu nah aneinanderrücken, besteht die Gefahr, dass durch die Nähe und Beziehung auf dieser Ebene kein Platz mehr für den Therapeuten oder die Therapeutin bzw. den Berater oder die Beraterin ist. Dies kann sich darin zeigen, dass der Klient oder die Klientin kaum Blickkontakt mit der psychosozialen Fachkraft aufnimmt und sich eher der sprachmittelnden Person zuwendet. Eine Verschiebung der Beziehungen in dem psychosozialen Dreieck kann sich auch in der Übersetzungsarbeit der Sprachmittler/-innen zeigen, wenn beispielsweise nicht Satz für Satz übersetzt wird, sondern Teile weggelassen, zusammengefasst oder eigene Erklärungen hinzufügt werden.

»Die Beziehung, die da entsteht, kann sich sehr vertiefen durch die Dolmetscher. Zum einen können wir davon profitieren, dass jemand da ist, der Sprache und Kultur und Hintergrund der Klienten besser kennt als wir. Aber gerade deshalb kann sich da auch eine Dyade entwickeln. Das zeigt sich zum Beispiel darin, dass der Klient, die Klientin sich zu der dolmetschenden Person umdreht und nur noch mit ihm oder ihr kommuniziert. In einer Dreier-Beziehung ist das schwierig und hemmend. Ich muss dann alle Aufmerksamkeit auf unser Zweier-Gespräch lenken, damit die Kommunikation zwischen Therapeut und Klient weitergeführt werden kann« (Therapeutin).

Verschiebungen auf Beziehungsebene müssen durch aktives Gegensteuern durch die Therapeuten/Therapeutinnen oder Berater/-innen in den Therapie- und Beratungssitzungen korrigiert werden. Es kann auch hilfreich sein, im Nachgespräch zwischen Therapeut/-in oder Berater/-in und Sprachmittler/-in die mit der Verschiebung auf Beziehungsebene verbundenen Auswirkungen in der weiteren Dynamik zu thematisieren und gegebenenfalls eine erneute Auftragsklärung herbeizuführen. Das Mehr in der Dynamik des therapeutischen und beraterischen Settings umfasst nicht nur die möglichen negativen Auswirkungen, sondern es kann sich auch ein Mehr im Sinne einer heilsamen Wirkung entfalten.

Sprachmittler/-innen als Teil des sicheren Ortes

Sprachmittler/-innen sind nicht nur Medium der sprachlichen Verständigung, sie sind als Bestandteil des therapeutischen und beraterischen Settings Teil des sicheren Ortes für den Klienten oder die Klientin. Es entsteht auch auf dieser Ebene eine Vertrauensbeziehung, die wichtig ist, damit die Klienten/Klientinnen ihre Geschichte und ihr Leiden erzählen können und die Sicherheit haben, dass das, was sie erzählen, in dem Leiden anerkannt, aufgefangen und gut damit umgegangen wird. Es ist für den therapeutischen und beraterischen Prozess ein zusätzlicher Wirkfaktor, dass mit der sprachmittelnden Person ein weiterer Mensch anwesend ist, der menschliche Wärme und Mitgefühl ausstrahlt, wenn ein Klient/eine Klientin es wagt, über seine/ihre Folter oder sehr schmerzhaften Erfahrungen zu sprechen.

»Man kann natürlich sagen, der Dolmetscher soll ja nur übersetzen. Aber ich merke, manchmal laufen da parallel auch andere Prozesse. Und wenn man eine Weile in dieser Triade gearbeitet hat, entsteht ein besonderer Raum, der besonders wird gerade auch durch den Dolmetscher und durch das gemeinsame Verständnis dessen, was gerade zwischen allen Beteiligten passiert. Das ist ein Wirkfaktor, der psychotherapeutisch nicht so angedacht wurde, der aber wirkt und der in den meisten Fällen wohl-wirkt« (Therapeut).

Sprachmittler/-innen sind im therapeutischen und beraterischen Prozess nicht einfach austauschbar. Sie begleiten die Klienten/Klientinnen im besten Fall über die gesamte Dauer der Beratung oder Therapie und haben eine eigene Rolle und auch eine eigene Bedeutung für den Klienten oder die Klientin in dem Dreiersetting. Sie können heilsame Prozesse verstärken:

»Ich arbeitete mit einem zwölfjährigen Jungen aus Somalia und einer Dolmetscherin. Mit ihr bin ich in der Zusammenarbeit von allen Regeln abgewichen. Der Junge hat sehr gelitten unter der Trennung von seiner Familie. Er hat überhaupt nicht verstanden, warum er weggeschickt worden ist, war traurig, wütend und auch sehr einsam hier. Er wollte nicht in Deutschland bleiben, es gab aber auch kein Weg zurück. In der Therapie wurde neben der Begleitung des Trauerprozesses viel darüber gesprochen, wie er das Hier und Jetzt akzeptieren und hier besser zurechtkommen könnte.

Es gab viel zu erklären, daneben stellte ich Fragen, auf die
der Klient praktisch nur mit ja oder nein antworten konnte.
Auf meine Fragen an ihn hat dann die Dolmetscherin mit
ihm zwei, drei Minuten verhandelt, sie hat wahrscheinlich
alles Mögliche drumherum erklärt und dann habe ich meine
Antwort gekriegt, ja oder nein. Ich merkte aber, das klappt,
die beiden haben einerseits eine so gute Verbindung und
lassen mich andererseits dennoch nicht »im Regen stehen«.
Ich bekomme letztlich von der Dolmetscherin genügend
Informationen, um ihn weiter begleiten zu können, und ich
hatte bemerkt, dass der Junge durch sie auch ein Stück weit
mitgetragen wurde. Den Familienverlust, den hat sie ein
Stück weit auffangen können. Ich denke alleine, auch wenn
ich seine Sprache gesprochen hätte, hätte ich das nicht
so hinbekommen. Sie hat etwas getragen, was ich nicht in
Worte fassen kann, und ich habe den Prozess ermöglicht«
(Therapeutin).

Die besondere Rolle der Sprachmittler/-innen für die
Klienten/Klientinnen kann für die therapeutische und beraterische Arbeit nutzbar gemacht werden und von tragender Wirkung sein. Bei einer guten Zusammenarbeit
mit der sprachmittelnden Person kann – wie in dem an-
geführten Beispiel – von der Regel der wortgetreuen Übersetzung abgewichen werden, wenn dies als Entscheidung
bewusst gemacht und reflektiert wird, aus welchen Gründen die weitere Zusammenarbeit in dieser Form weiterhin gut möglich ist.

In den regelmäßig stattfindenden Therapiesitzungen
und Beratungsgesprächen, gerade wenn sie über einen
längeren Zeitraum gehen, werden Sprachmittler/-innen
für die Klienten/Klientinnen häufig ähnlich wichtige Be-
zugspersonen wie die Psychotherapeuten und -therapeu-
tinnen bzw. wie die Berater/-innen. Sie haben im Rah-

men ihrer fachlichen Rolle eine eigene Beziehung zu den Klienten/Klientinnen – eine Beziehung, die das Leiden der Klienten/Klientinnen, ihre Gewalt- und Verlusterfahrungen mit tragen kann. Entsprechend ist zu berücksichtigen, dass ein möglicherweise notwendig gewordener Wechsel der Sprachmittler/-innen in Beratung und Therapie gut vorzubereiten ist.

6.4 Von Mitgefühl und emotionaler Involviertheit

Das Berührtwerden von den Erfahrungen der Klienten/Klientinnen stellt eine wesentliche Belastung dar, mit der die Sprachmittler/-innen umgehen müssen. Die Involviertheit der Sprachmittler/-innen beeinflusst das Beziehungsgeflecht und die Dynamik der Triade insgesamt und soll daher hier eingehender erläutert werden.

Empathie versus Abgrenzung –
Belastung durch Berührtwerden

Die Schilderungen der Klienten/Klientinnen über erlittene Folter, Vergewaltigung sowie andere Gewalt- oder auch Verlusterfahrungen können mitunter sehr belastend sein, nicht nur für die Therapeuten/Therapeutinnen und Berater/-innen, sondern auch für die Sprachmittler/-innen. Die empathische Öffnung für das Leiden der Klienten/Klientinnen ist einerseits notwendige Voraussetzung für die Arbeit mit traumatisierten Geflüchteten, zugleich kann das Mitfühlen zu einer empathischen Belastung führen, bei der Sprachmittler/-innen ähnliche Symptome entwickeln wie die Klienten/Klientinnen. In der Literatur wird diese Form der Übertragung der Symptome durch die Gefühle und schrecklichen Erlebnisse der Klienten/Klientinnen über verschiedene Konzepte versucht zu erfassen, wie die stellvertretende Traumatisierung, die Mitgefühls-

erschöpfung, die Traumatoid States[6] oder die Sekundär-
traumatisierung. Auch wenn die Reaktionen der Sprach-
mittler/-innen keinesfalls mit den Leiden der Klienten/
Klientinnen vergleichbar sind, können sie für die Betroffenen zu einer großen psychischen Belastung werden, die
die weitere Arbeit in diesem Kontext unmöglich macht.

Viele Sprachmittler/-innen haben eigene lebensge-
schichtliche Erfahrungen von Verfolgung, Krieg und
Flucht erlebt. Dies macht sie besonders vulnerabel dafür,
durch die Erzählungen der Klienten/Klientinnen berührt
oder belastet zu werden. Aber auch Gemeinsamkeiten der
aktuellen Lebenssituation, allgemeine Lebensumstände –
wie Stress, Krankheit, Schwangerschaft, Elternschaft etc. –,
die Identifizierung mit dem gleichen Geschlecht oder der
gleichen Zugehörigkeit zu einer Gruppe können dazu
führen, dass das empathische Verstehen der Klienten/
Klientinnen auf belastende Weise verstärkt wird. Solche
Prozesse sind nicht immer vorauszusehen. Das Berührtwerden erfolgt häufig plötzlich und sehr unmittelbar:

»Es war besonders schwierig mit einem Klienten, der psychisch sehr belastet war. Er war immer wieder in psychia-
trischer Behandlung, auch oft im Krankenhaus. Er war an
der Grenze zur Psychose und er hat dann gesagt, er wird
sich umbringen. Das führte bei der Dolmetscherin zu einer
Krise, sie war total überfordert mit der Situation. Sie hat das

---

6   Dem Konzept der Traumatoid States zufolge ist der Stress, der
    in der Beratungs- oder Therapiesituation durch die Konfronta-
    tion mit traumatischem Material entstehen kann, nicht mit dem
    Stresslevel der primären traumatisierenden Situation gleichzu-
    setzen. Er ist vielmehr von der kumulativen Belastung durch
    die traumatischen Inhalte geprägt, die sich in der Folge bei den
    Fachkräften durch »traumalike-states« (traumaähnliche Zustän-
    de, Wilson u. Thomas, 2004) niederschlagen kann.

persönlich genommen, sie war in einem Trauerprozess. Ihr Onkel hat sich umgebracht, weil er sehr schwer krank war. Die Dolmetscherin ist gläubig, russisch-orthodox, der Klient war auch gläubig. Trotzdem wollte er sich umbringen und wir redeten darüber, dass er von der Hölle hier auf der Erde ins Paradies gehen will. Wir waren mitten in der Arbeit: ›Was meinen Sie damit?‹, ›Wie stellen Sie sich das vor?‹, ›Was passiert dann?‹ Und dann war die Dolmetscherin fertig mit den Nerven: ›Ich kann nicht mehr. Wir müssen Schluss machen. Ich übersetze es nicht. Ich muss raus‹« (Therapeutin).

Die Therapeutin folgt in der Situation des Fallbeispiels dem, was in einer solchen Situation mit einem suizidalen Klienten fachlich notwendig ist – Suizidabsichten explorieren, Ursachen der akuten Krisensituation nachgehen, begleitenden Gefühlen Raum geben etc. Auch verfügt sie über das Wissen, dass sich mit einer solchen Vorgehensweise suizidale Krisenzustände wieder beruhigen können. Hingegen vollzieht sich bei der Sprachmittlerin ein ganz anderer Prozess, gegen den sie sich nicht wehren kann und der sie überflutet. Die emotionale Situation des Klienten und seine Verzweiflung haben ihre eigenen Ängste wachgerufen, die sie nicht mehr abschütteln kann. In einer solchen Krisensituation muss die Therapie- oder auch Beratungssitzung unterbrochen, gegebenenfalls sogar abgebrochen werden. Dies ist zum Schutz der Sprachmittler/-innen wie auch zum Schutz der Klienten/Klientinnen notwendig.

Der Umgang mit einer solchen doppelten Krisensituation ist abhängig von dem Ausmaß der Betroffenheit der Beteiligten und den zur Verfügung stehenden Ressourcen. So kann in einer Einrichtung, in der mitunter verschiedene Sprachmittler/-innen tätig sind, zur Bewältigung der Situation kurzzeitig auch eine andere sprachmittelnde Person in der Beratung oder Therapie eingesetzt werden, auch gibt es möglicherweise einen Kollegen oder eine Kollegin, der oder die sich der Sprachmittlerin/des Sprachmittlers annimmt. Ist man allein in der eigenen Praxis, stehen diese Möglichkeiten in der Regel nicht zur Verfügung. Es bestünde hier die Möglichkeit, zunächst in einem kurzen Einzelgespräch mit der Sprachmittlerin gemeinsam zu klären, ob diese aus ihrer Betroffenheit herausfinden und ihre Tätigkeit wiederaufnehmen kann. Ist dies nicht möglich, muss nach einem kurzfristig einsetzbaren Ersatz gesucht werden, um die Krisensituation des Klienten zu bearbeiten. In Absprache mit dem Klienten oder der Klientin ist zu klären, ob die Zeit bis zum nächsten möglichen Gespräch bewältigt werden kann. Ist dies nicht der Fall, kann die suizidale Krise des Patienten möglicherweise nicht ambulant aufgefangen werden und es sind die entsprechenden weiteren Schritte im Krisenfahrplan durchzuführen.

Vernetzung, Reflexion und Austausch sind
auch für Sprachmittler/-innen wichtig

Prozesse des Berührtwerdens können immer auch die Therapeuten/Therapeutinnen oder Berater/-innen betreffen. Die Sprachmittler/-innen sind diesen jedoch in besonderer Weise ausgeliefert. Zum einen haben sie nicht wie insbesondere Psychotherapeuten und -therapeutinnen in ihrer Ausbildung die nötigen Distanzierungstechniken gelernt. Zum anderen können sie – da sie ja übersetzen müssen – nicht aktiv oder selbstbestimmt das Gespräch so leiten, wie es in der jeweiligen Situation oder Verfasstheit für sie gut wäre. Therapeuten/Therapeutinnen – und in anderer Form auch Berater/-innen – haben systematisch gelernt, ihre eigenen Gefühle und Gedanken im Blick zu behalten, mit belastenden, traumatischen Inhalten umzugehen oder Strategien der Achtsamkeit und Selbstfürsorge zu entwickeln. Zudem haben Psychotherapeuten/Psychotherapeutinnen und Berater/-innen eine fachliche Kultur und Strukturen im Umgang mit belastenden Situationen: Sie besprechen sich mit anderen Kollegen/Kolleginnen, haben Teamsitzungen, Intervision oder Supervision. Sprachmittler/-innen werden diese Räume des Austausches und der Reflexion nicht regelhaft bereitgestellt.

Die therapeutische wie auch beraterische Zusammenarbeit mit emotional stark belasteten Sprachmittlern/ Sprachmittlerinnen ist nicht möglich. Das, was für Psychotherapeuten/Psychotherapeutinnen und Berater/-innen gilt, gilt ebenso für Sprachmittler/-innen: Sind sie zu sehr verstrickt in die eigene Geschichte, können sie nicht mehr gut zwischen »Ich« und »die anderen«, zwischen den eigenen Gefühlen und denen der Gegenüber, zwischen der eigenen Geschichte und der Geschichte der anderen unterscheiden. Um dem eigenen Auftrag gut nachkommen zu können, bedarf es der Balance zwischen empathischem Mitgefühl, um die Inhalte angemessen zu übersetzen, und einer ausreichenden Distanz, um sich vor zu viel Anteilnahme und Betroffenheit zu schützen. Diese Balance muss immer wieder neu austariert werden. Es braucht hierfür Räume der Vernetzung und Reflexion. Solche Räume eröffnen sich in Nachgesprächen, durch Schulung und Qualifikation für dieses besondere Setting »Psychotherapie und Beratung«, durch die Einbindung in ein Fachteam oder im Rahmen von Intervision oder Supervision (vgl. Fessler u. von der Lippe, 2013).

Obwohl als anerkannt gilt, dass die Arbeit mit traumatisierten Geflüchteten sehr belastend sein kann, kollidiert das Äußern einer solchen Belastung möglicherweise mit äußeren und inneren Ansprüchen an die eigene Professionalität. Der berufliche Auftrag erfordert, dass die Betroffenheitsebene für die Sprachmittler/-innen eigentlich keine Rolle spielen darf. In diesem Spannungsfeld dürfen die emotionalen Reaktionen der Sprachmittler/-innen

nicht zu einem Tabuthema werden. Sprachmittler/-innen
sind oftmals die vergessenen Personen bei konflikthaften,
schwierigen Situationen. Das regelmäßige und in der Teil-
nahme verpflichtende Angebot von Supervision spezifisch
für Sprachmittler/-innen wäre wichtig und hilfreich, um
aus diesem Dilemma herauszutreten und eine fachliche
Kultur wie auch eine fachliche Struktur zu entwickeln, so
dass mit belastenden oder konflikthaften Situationen in
der praktischen Arbeit gut umgegangen werden kann. Als
Verständigungsbrücke zwischen anderen Menschen benötigen Sprachmittler/-innen einen eigenen Raum, wo sie im
Mittelpunkt des Interesses stehen und den eigenen Gefühlen und Gedanken Ausdruck verleihen dürfen (vgl. Dhawan, Entrena, Eriksson-Söder u. Landahl, 1995). Darüber
hinaus kann es in besonderen Fallkonstellationen auch
hilfreich sein, wenn Sprachmittler/-innen an der Supervision der psychosozialen Fachkräfte teilnehmen. Dies ist
vor allem dann indiziert, wenn es um Verstrickungen oder
die Involviertheit eines Helferteams im Zusammenhang
mit einzelnen Klienten/Klientinnen geht.

6.5 Herausforderungen bei schweren Formen
von Traumatisierung

Bei schweren Formen der Traumatisierung ergeben sich,
die Sprache und Verständigung der Klienten/Klientinnen
und damit die Sprachmittlung betreffend, besondere Herausforderungen, die nachfolgend näher erläutert werden.

Fragmentierte Sprache – fehlende Worte
Traumatische Erfahrungen von Folter, Vergewaltigung
oder andere Formen schwerer Gewalt bewirken häufig
eine Veränderung von Prozessen der Informationsver-
arbeitung und des Gedächtnisses. Diese führen dazu, dass
es bei der Erinnerung an das Durchlittene zu einem eher

emotionalen und körperlichen (Wieder-)Erleben kommt. Abhängig von der Schwere der Traumatisierung ist die Versprachlichung der Erfahrung, das Erinnern, Aussprechen und Wiedergeben des Erlebten für die Betroffenen sehr schwierig – abhängig vom richtigen Ort, dem richtigen Zeitpunkt und der vorhandenen Sicherheit – oder gar unmöglich. So fehlen häufig die Worte, um von den Geschehnissen zu berichten, die Schilderungen sind fragmentiert, unvollständig und zerrissen, was die Übersetzung in eine andere Sprache vor große Herausforderungen stellt.

Für die Sprachmittler/-innen ist die Übersetzung von unzusammenhängenden Worten und Sätzen nicht nur in technischer Hinsicht schwierig (vgl. Kapitel 3). Die Sprachmittler/-innen stehen auch vor der Herausforderung, dem menschlichen Impuls zu widerstehen, Unvollständiges und wenig Kohärentes zu ordnen oder zu vervollständigen, um zu einem Verstehen zu kommen und etwas Sinnhaftes wiederzugeben. Die wortgetreue Übersetzung von fragmentierten Erzählungen und sinnlos erscheinenden Antworten kann auch mit der Sorge verbunden sein, als inkompetent wahrgenommen zu werden, so dass die Äußerungen der Klienten/Klientinnen sprachlich geglättet werden und etwas hinzugefügt oder weggelassen wird:

»Ich habe bemerkt, dass Dolmetscher Schwierigkeiten haben, wenn Menschen psychotisch reagieren. Da ist es mitunter nicht leicht zu übersetzen, weil die Antworten mit deiner Frage oft offensichtlich erstmal nichts zu tun haben. Ich stelle eine Frage und der Klient gibt eine offenbar verrückte Antwort. Dann gibt der Dolmetscher an Stelle einer Übersetzung ›Stuhl‹ auf meine Frage, eine Erklärung und sagt: ›Das hat mit der Frage nichts zu tun.‹ Auch habe ich erlebt, dass ein Dolmetscher dann wütend wurde und sich weigerte, weiter zu übersetzen. Der Dolmetscher meinte, er würde sich blöd vorkommen, so etwas Unsinniges zu sagen. Das ist ja unangenehm« (Therapeutin).

Diagnostisch ist es für die Therapeuten/Therapeutinnen in der Regel wichtig, eine weitestgehend wortgetreue Übersetzung der Erzählungen der Klienten/Klientinnen zu erhalten. Die wortgetreue Übersetzung liefert wichtige Hinweise auf mögliche Störungsbilder und die Schwere einer Störung. Sie ist auch zur Aufdeckung von Missverständnissen oder Verständnisschwierigkeiten in der Kommunikation zwischen Klient/-in und Therapeut/-in oder Klient/-in und Berater/-in wichtig, die bei einer Intervention seitens der Sprachmittler/-innen verdeckt bleiben würden. Besonderheiten in Sprache und Kommunikation im Zusammenhang mit bestimmten Störungsbildern können in den Nachgesprächen gemeinsam mit den Sprachmittlern/Sprachmittlerinnen erörtert werden. Dies eröffnet die Möglichkeit, dass Sprachmittler/-innen die Situation besser verstehen und in der Folge besser damit umgehen können. Gleichzeitig kann die sprachmittelnde Person ihr Sprachmittlungsverhalten, das er/sie in diesem Zuge reflektiert, erläutern, um Missverständnissen oder falschen Eindrücken auf Seiten der Therapeuten/Therapeutinnen vorzubeugen.

Dissoziative Symptomatik bei Traumatisierung

Unter hoch bedrohlichen Zuständen kommt es bei vielen Menschen in der Situation selber zu dissoziativen Reaktionsweisen. Die Dissoziation ist ein Schutzmechanismus der Psyche, der die Betroffenen vor dem schützt, was in der traumatischen Situation nicht verarbeitet werden kann, was zu viel wäre und nicht aushaltbar ist. Dissoziative Reaktionsweisen treten nicht nur in der traumatischen Situation selber auf, sondern sie können auch verselbstständigt in anderen Situationen auftreten, die an das traumatische Ereignis erinnern.

Es lassen sich unterschiedliche Erscheinungsformen und Schweregrade der Dissoziation unterscheiden. Bei den leichteren Formen kommt es zu Entfremdungsgefühlen gegenüber der eigenen Person oder der Umwelt. Die Betroffenen wirken teilnahmslos, abwesend oder reagieren nur eingeschränkt auf die Außenwelt. Andere Erscheinungsformen wie der dissoziative Stupor, bei dem die Betroffenen in einen Zustand geistesabwesender Bewegungslosigkeit verfallen und kaum mehr auf äußere Reize reagieren, oder ein dissoziativer Anfall können eine sehr beängstigende Wirkung haben, gerade für die in der Regel fachunkundigen Sprachmittler/-innen. Wer zum ersten Mal sieht, wie jemand bei einem dissoziativen Anfall zu Boden fällt, nicht mehr auf die Außenwelt reagiert, bewusstlos erscheint und zum Teil sehr heftige motorische Reaktionen zeigt, wird vermutlich sehr erschrocken reagieren. Gleichzeitig erfordert ein dissoziativer Zustand das unmittelbare Eingreifen der Therapeuten/Therapeutinnen und damit die konkrete Unterstützung durch die Sprachmittler/-innen. Der Umgang mit Dissoziationen ist aufgrund der vorhandenen Sprachbarriere auch für die Therapeuten/Therapeutinnen nicht einfach. Die erforderliche unmittelbare Ansprache der Klienten/Klientinnen ist nicht möglich. Es existiert eine Hürde im direkten Kontakt, die überwunden werden muss und Zeit in Anspruch nimmt: Zeit für die Übersetzung, die das direkte Durchdringen zu den dissoziierten Klienten/Klientinnen hemmt.

»Ich denke jetzt gerade an eine Frau, die ich im Erstgespräch hatte. Ich hatte den Eindruck, dass sie zwischendurch immer wieder dissoziiert und irgendwann sagte sie auch gar nichts mehr. Ich musste dann versuchen, zu ihr durchzudringen und mit ihr Kontakt aufzunehmen, Blickkontakt herstellen und sie ansprechen: ›Frau M., schauen Sie mich doch mal an.‹ Wenn ich das nicht direkt in einer Sprache zu ihr sagen kann, die sie versteht, sondern ich sage das zwar zu ihr und schaue sie an, aber da ist dann noch die Übersetzung dazwischen. Das Durchdringen ist dann nicht direkt, da ist nochmal eine Stufe zwischen, das ist ein wenig komplizierter« (Therapeutin).

Es kann situativ notwendig sein, die Sprachmittler/-innen in die Intervention einzubeziehen und sie in der Situation zu bitten, über die reine Sprachmittlung hinauszugehen. Wichtig ist die klare Steuerung durch die Therapeuten/ Therapeutinnen und damit verbunden die konkrete Anleitung der Sprachmittler/-innen, was in einer solchen Situation zu tun ist. Neben der eindeutigen Steuerungsrolle, die auf Seiten des therapeutischen Fachpersonals liegt, ist auch das Einverständnis der Sprachmittelnden wichtige Voraussetzung, da die quasi co-therapeutische Funktion, die diese übernehmen, eine Ausweitung ihrer sonstigen Rolle in dem Setting darstellt:

»Ich kann mich an eine Situation erinnern, wo eine Klientin begann, zu dissoziieren. Sie brach zusammen und fing an, am ganzen Körper zu zittern, und wir mussten sie hinlegen. Die Dolmetscherin hatte einen sehr guten Draht zu der Klientin und fing ganz automatisch an, selbst zu beruhigen und ruhig mit der Klientin zu reden. Schließlich gelang es uns gemeinsam, sie über Berührung auch physisch zu beruhigen. Das war für die Dolmetscherin nicht leicht. Sie hat mitgeholfen, weil sie ja mit ihr reden musste. Ich dirigierte zwar den Prozess, indem ich sagte: ›Egal was, rede einfach weiter mit ihr, mit einer ruhigen Stimme‹, ›Nenne ihren Namen, frage sie, ob sie weiß, wo sie ist und so weiter.‹ Und die Dolmetscherin hat das sehr gut übernommen. Sie hat sehr einfühlsam mit ihr geredet. Schließlich habe ich sie dann gebeten, sie zu fragen, ob es okay ist, ihre Hand auf den Arm der Klientin zu legen, um das heftige Zittern zu beruhigen. So ist die Klientin dann zur Ruhe gekommen und war später wieder ansprechbar. Aber das kann natürlich auch schiefgehen, wenn jemand so was nicht kann oder will oder einfach sagt, ich übersetze nur« (Therapeutin).

6.6 Therapie mit Kindern unter Einsatz von Sprachmittlern/Sprachmittlerinnen

Eine weitere besondere Therapiesituation stellt die Therapie von Kindern dar.

Besonderheiten der Kommunikation
von und mit Kindern

In Bezug auf die Psychotherapie mit Kindern existieren nur wenige veröffentlichte Berichte aus der Praxis für die Zusammenarbeit mit Sprach- und Kulturmittlern und -mittlerinnen. Dabei unterliegt die Kommunikation von und mit Kindern ganz anderen Regeln und Abläufen. Vor dem Hintergrund ihres Alters und ihrer Entwicklung sind sie häufig noch nicht in der Lage, sich sprachlich mitzuteilen und zu beschreiben, wie ihre psychische Befindlichkeit ist, was sie bewegt, was sie ängstigt oder traurig macht. Zugleich kommt der Sprache eine besondere Bedeutung zu: Die Sprachentwicklung ist ein wichtiger Bereich des gesamten Entwicklungsgeschehens und sie gibt Anhaltspunkte für bestehende Schwierigkeiten oder Störungen. So sind viele Entwicklungsstörungen an einer verzögerten

Sprachentwicklung zu erkennen. Bei Kindern mit Flucht-
hintergrund ist die Entwicklung durch traumatische Erfahrungen häufig beeinträchtigt bzw. findet verzögert statt.
Die Sprache liefert somit wichtige diagnostische Hinweise
zum Entwicklungsstand.

Zugleich stellen die sprachlichen Ausdrucksmöglich-
keiten der Kinder Sprachmittler/-innen vor besondere
Herausforderungen. Abhängig von Alter und kognitivem
Entwicklungsstand benutzen Kinder Wortschöpfungen
oder Fantasiesprache in ihrer Kommunikation. So müssen
Wörter, Silben oder Sätze übersetzt werden, die scheinbar
wenig Sinn ergeben oder wenig zusammenhängend sind.
Die Kommunikation erfolgt in der Therapie mit Kindern
weniger über das direkte Gespräch. Sie vollzieht sich vielmehr im gemeinsamen Spiel. Die sprachmittelnde Person muss sich entsprechend auf eine kindgerechte Kommunikation einlassen. Gemeinsam mit dem Therapeuten
oder der Therapeutin müssen Sprachmittler/-innen eine
räumliche Position finden. In den Therapiesitzungen bewegen sich Therapeuten/Therapeutinnen mit ihren jungen
Klienten/Klientinnen im Spiel häufig durch den Raum. Wo
sitzt oder steht dann die sprachmittelnde Person? Steht sie
so, dass sich ein Dreieck bildet, steht sie daneben oder etwas im Hintergrund? Und müssen tatsächlich alle Äußerungen der Klienten/Klientinnen konkret übersetzt werden? Auch solche, die aus dem Spiel heraus verständlich
sind, wie beispielsweise der »Torruf« bei dem gemeinsamen Kickerspiel?

Andere Ebenen der Kommunikation können nicht-
sprachgebundene, non-verbale Kommunikationsformen
wie Mimik und Gestik sein, oder aber auch der Gebrauch
von Stimmlage und Tonfall zum Ausdruck von Emotionen
und Befindlichkeit. Auch externe Hilfsmittel wie Bilder,
Symbole oder Gegenstände bieten in dem Zusammenhang
gute Alternativen (vgl. Tumani, Özkan u. Koller, 2000):

»Ich habe ein vierjähriges Mädchen in Therapie. Bei ihr habe ich gemerkt, dass das Prozedere der Übersetzung die Spontanität im Spiel hemmt, weil es immer diese Unterbrechungen gibt. In der Kommunikation mit ihr war es hilfreich, eher auf eine nonverbale Ebene zu wechseln beim Spiel mit Puppen oder Legofiguren« (Therapeutin).

Kindgerechte Kommunikation erfordert Flexibilität

Es lassen sich keine verbindlichen Standards aufstellen, wann auf welche Kommunikationsebenen zu wechseln ist und wo konkret sich die Sprachmittler/-innen in den verschiedenen Spielsituationen zu positionieren haben.

Situativ und einzelfallabhängig ist vielmehr zu entscheiden, wie die Aufgabe und Bedeutung von Sprachmittlern/Sprachmittlerinnen in der Therapie mit Kindern am besten verfolgt werden kann. Das heißt, wie eine gute – also kindgerechte – Kommunikation und die Unterstützung einer vertrauensfördernden Atmosphäre als Basis für Interaktion, Beziehung und Bindung in der Triade gewährleistet werden kann. Dies bedeutet, dass die Sprachmittler/-innen in das Spiel oder einzelne Spielsituationen, zum Beispiel beim Malen oder Aufschreiben von Geschichten, integriert, das heißt an den Situationen beteiligt werden müssen. Es kann für ein Kleinkind hemmend sein, wenn die sprachmittelnde Person im Spiel »nur« daneben sitzt und nicht mitspielt. Alternativ kann es situativ auch sinnvoll sein, die Sitzposition im Dreieck aufzulösen und die Sprachmittler/-innen einen Platz einnehmen zu lassen, der sie in einer konkreten Spielsituation eher in den Hintergrund treten lässt.

Das Therapiesetting »Triade« löst sich in der Regel nach wenigen Monaten durch den Umstand auf, dass Kinder sehr schnell in der Lage sind, eine neue Sprache zu verste-

hen und sich in dieser zu verständigen, so dass die Sprach-
mittler/-innen für die Therapie dann nicht mehr benötigt
werden. Für die Kinder ist es ein wichtiger Erfolg, dass sie
in der Lage sind, sich selber ohne Unterstützung mitzuteilen. Zugleich bedeutet es aber auch den Abschied von
einer dritten Person im therapeutischen Raum, der entsprechend vorbereitet werden muss, damit aus der Erfolgs-,
keine Verlusterfahrung wird.

Literatur

Abdallah-Steinkopff, B. (1999). Psychotherapie bei posttraumati-
   scher Belastungsstörung unter Mitwirkung von Dolmetschern.
   Verhaltenstherapie, 9 (4), 211–220.
Dhawan, S., Entrena, E., Eriksson-Söder, U.-S., Landahl, M.-L.
   (1995). Der Dolmetscher als Brücke zwischen Kulturen und
   Sprachen. In K. Peltzer, A. Aycha, E. Bittenbinder (Hrsg.), Ge-
   walt & Trauma. Psychopathologie und Behandlung im Kontext
   von Flüchtlingen und Opfern organisierter Gewalt (S. 178–192).
   Frankfurt a. M.: IKO Verlag.
Fessler, C., von der Lippe, H. (2013). Subjektives Erleben von Dol-
   metschern im psychotherapeutischen Setting mit Flüchtlingen.
   Menschenrechte und Gesundheit/Amnesty-Aktionsnetz Heil-
   berufe, 3.
Haenel, F. (2001). Ausgewählte Aspekte und Probleme in der Psycho-
   therapie mit Folteropfern unter Beteiligung von Dolmetschern.
   Curare, Sonderband 16, 307–315.
Tumani, V., Özkan, I., Koller, M. (2000). Psychiatrische und psychoso-
   ziale Versorgung von ethnischen Minoritäten am LKH-Göttingen.
   Das Göttinger Konzept. In T. Heise (Hrsg.), Das Transkulturelle
   Psychoforum. Bd. 5: Transkulturelle Beratung, Psychotherapie
   und Psychiatrie in Deutschland (S. 153–163). Berlin: VWB.
Wilson, J. P., Thomas, R. B. (2004). Empathy in the Treatment of
   Trauma and PTSD. Psychology Stress Series. New York and Hove:
   Brunner-Routledge. Taylor & Francis Group.

7 Ausblick und Potentiale der psychosozialen Arbeit mit Sprachmittlern/Sprachmittlerinnen

Matthias Hannemann, Refugio Thüringen, und
Silvia Schriefers, BAfF

Ein Sprichwort besagt: »Aller Anfang ist schwer.« Das mag auf das Thema dieses Bandes teilweise zutreffen, stellt die Etablierung des Einbezugs von Sprachmittlern/Sprachmittlerinnen im psychosozialen Setting doch eine gewisse Herausforderung an alle Beteiligten dar. Für viele Praktiker/-innen ist diese Komponente der Arbeit neu und nicht selten mit Vorbehalten oder Widersprüchen behaftet. Sprachmittlung sollte jedoch nicht nur als Schwierigkeit oder Hürde gesehen werden. Sie ist wichtiger Bestandteil auf dem Weg zu einer barrierefreien und bedarfsgerechteren Praxis und eine Bereicherung für das eigene kulturelle Verstehen innerhalb einer interkulturellen Gesellschaft, in der wir uns bereits alltäglich bewegen. Auch das Bewusstsein oder das Bewusstwerden darüber, dass sich die Praxis in der (Dreier-)Konstellation nicht grundsätzlich von dem Zweiersetting in Therapie und Beratung unterscheidet, kann dazu beitragen, Befürchtungen und Vorbehalte zu entschärfen. Im professionellen dolmetschgestützten Gespräch werden – wie auch im Zweiergespräch – Inhalte durch die Klienten/Klientinnen und Therapeuten/Therapeutinnen oder Berater/-innen geäußert und dialogisch – mit Hilfe von sprachlicher Vermittlung – bearbeitet. Das therapeutische oder beraterische Vorgehen unterscheidet sich dabei nicht von Grund auf von dem, was auch in der deutschsprachigen (Trauma-)Therapie oder psychosozialen Beratung angewendet wird. Konkret heißt das, dass psychosoziale Fachpersonen nicht ein neues fachliches Handwerk erlernen müssen, sondern bestenfalls bei ihrer Arbeit durch Sprachmittler/-innen dabei unterstützt wer-

den, kulturelle Dimensionen zu berücksichtigen und auch
gezielt einzubeziehen.

Viele Therapeuten/Therapeutinnen und Berater/-innen
aus den psychosozialen Zentren berichten davon, durch die
Zusammenarbeit und den Austausch mit ihren sprachmittelnden Kollegen/Kolleginnen sowohl sprachlich, sprach-
technisch als auch kulturell viel dazugelernt zu haben. Gut
aufeinander eingespielte und miteinander vertraute Teams,
bestehend aus Therapeuten/Therapeutinnen bzw. Bera-
tern/Beraterinnen und Sprachmittelnden, begünstigen den
Dialog zwischen Klient/-in und beratender Fachperson
und helfen bei der Entwicklung eines stabilen Rahmens
für interkulturelle Verstehensprozesse. Neben den (fachlichen) Kompetenzen von Therapeuten/Therapeutinnen
und Beratern/Beraterinnen bildet die sprachlich-kulturelle
Ebene – eingebracht durch qualifizierte Sprachmittler/-in-
nen – die Grundlage für die Gewährleistung von tieferge-
hender Verständigung und damit für das Gelingen der Behandlung oder Beratung.

In unserer jahrelangen Arbeit mit Sprachmittlern/
Sprachmittlerinnen zeigt sich, dass sie eine Erste-Hand-
Ressource sind, die unverzichtbar und für unsere Tätigkeit überaus bereichernd ist. Die Tatsache, dass Sprachmittelnde nicht selten aus eigener Erfahrung die Lebenswege
der Klienten/Klientinnen zumindest in Teilen kennen und
nachvollziehen können, schafft zusätzlich Glaubwürdig-
keit und kann dazu beitragen, dass Klienten/Klientinnen
schneller Vertrauen fassen, was die Arbeit enorm erleichtert.

Unserer Auffassung nach ist es nicht nur wünschens-
wert, sondern auch absolut folgerichtig, dass sich bei allem professionellen Anfangsrespekt vor dem Einbezug
von Sprachmittelnden eine Normalität und Selbstverständlichkeit einstellt: Wir arbeiten seit Jahrzehnten in
diesem Setting und können uns unsere Tätigkeit ohne
Sprachmittelnde gar nicht mehr vorstellen. Ihr Einsatz ist

in den Psychosozialen Zentren etablierter und geschätzter Standard. Ähnlich geht es – so wissen wir von unseren Netzwerkpartnern und -partnerinnen – vielen Kollegen/ Kolleginnen, die in anderen Bereichen mit Geflüchteten arbeiten.

Natürlich bleibt es unerlässlich, für ein hohes Maß an Qualität zu sorgen und sich dafür Kompetenzen zu den in diesem Feld entwickelten Standards anzueignen. Doch dieser Anspruch ist durchaus realisierbar, denn es gibt – wie dieser Band zeigt – Erfahrungswerte und Modelle, die dabei helfen können. Der Weg hin zu einer Alltagspraxis mit Sprachmittelnden ist gangbar: Die notwendigen Fertigkeiten sind beileibe keine Zauberei, man kann sie erlernen, erproben und flexibel an die Bedarfe in dem jeweiligen Behandlungs- und Beratungskontext anpassen.

Die vielen Potentiale innerhalb der Verständigungsprozesse und der Beziehungsgestaltung in dem erweiterten Setting können uns bei der Beratung und Behandlung von Menschen, die sich noch nicht ausreichend auf Deutsch mitteilen können, unterstützen. Aus den Erfahrungen der Psychosozialen Zentren lassen sich zusammenfassend folgende Argumente dafür, *warum Psychotherapie und Beratung zu dritt hilfreich und gewinnbringend ist,* aufführen:

Entschleunigung
Psychotherapie und Beratung mit Sprachmittler/-innen entschleunigt! Therapeuten/Therapeutinnen und Berater/-innen erhalten durch die Zeit der Übersetzung Zeit zum Nachdenken über die konkrete Gesprächssituation oder das weitere Vorgehen. Sie erhalten aber auch Zeit zum Beobachten der (nonverbalen) Reaktionen der Klienten/Klientinnen, ihrer Art, in Kontakt zu gehen und zu kommunizieren. So lassen sich zusätzliche Hinweise in Bezug auf die körperliche und seelische Verfassheit der Klienten/Klientinnen erfassen.

Man ist nicht allein

Im therapeutischen und beraterischen Setting arbeitet man in der Regel allein mit den Klienten/Klientinnen. Damit sind auch die Möglichkeiten eingeschränkt, sich über Situationen und Wahrnehmungen auszutauschen. Man hat nur die eine Perspektive. In der Therapie und Beratung zu dritt sind die Sprachmittler/-innen unmittelbar anwesend, haben Situationen und Prozesse miterlebt und sind damit Personen, die eine zusätzliche Perspektive einbringen können, mit denen in den Austausch getreten oder eine Rückversicherung in Bezug auf die eigene Wahrnehmung und das Erleben eingeholt werden kann. Dies ist gerade bei auftretenden Unsicherheiten oder Schwierigkeiten im Beratungs- und Therapieprozess eine gute Möglichkeit des Feedbacks. Darüber hinaus kann es in Krisensituationen entlastend sein, nicht allein zu sein, wenn beispielsweise Klienten/Klientinnen aggressiv werden oder ein Rettungswagen zu rufen ist.

Zusätzliche Beziehung – gestärktes Versorgungssystem

Die Triade vergrößert den Schutzraum für die Klienten/Klientinnen. Mit den Sprachmittlern/Sprachmittlerinnen ist eine weitere Person anwesend, die konkret unterstützend und stärkend für die Klienten/Klientinnen tätig ist. Die Sprachmittler/-innen verhelfen den Klienten/Klientinnen zu einer Stimme und sorgen für die Verständigung:

»Ich bekomme oft ein großes Dankeschön und Händeschütteln von Klientinnen und Klienten, die das als sehr hilfreich empfunden haben, dass ich da war. Eine Frau sagte, es wäre eine große Erleichterung, eine Stimme zu haben« (Sprachmittlerin).

Darüber hinaus sind sie aber auch als Menschen anwesend und Bestandteil des therapeutischen und beraterischen Raums. Sie tragen durch ihre Person, ihre Haltung und ihre Arbeitsweise zu einer vertrauensvollen und Sicherheit gewährenden Atmosphäre bei und schaffen eine zusätzliche Beziehungsdimension. Die Möglichkeit korrigierender Beziehungserfahrungen wird in dem erweiterten Setting verstärkt und unterstützt. Auch sind Sprachmittler/-innen durch ihre Übersetzungstätigkeit daran beteiligt, die Leidenserfahrungen der Klienten/Klientinnen aufzunehmen und gemeinsam mit zu halten. Das Versorgungssystem der Klienten/Klientinnen erfährt durch die Einbindung der Sprachmittler/-innen eine Erweiterung und Stärkung:

»Ich bin felsenfest überzeugt, dass wenn jemand wirklich schreckliche Dinge erlebt hat und du hast noch einen anderen Menschen im Raum, der auch sozusagen menschliche Wärme ausstrahlt, dann hast du bei einer guten Zusammenarbeit auch jemanden, der das, was erlebt und erlitten wurde, auch mittragen kann« (Therapeutin).

Wichtige Quelle von zusätzlichen Informationen
Häufig teilen Sprachmittler/-innen die gleiche Herkunft bzw. den gleichen soziokulturellen Hintergrund mit den Klienten/Klientinnen. Damit verfügen sie über wertvolles Wissen und Informationen zu Hintergründen oder in Bezug auf die Bedeutung der Erzählungen und Erfahrungen der Klienten/Klientinnen, die für die Therapeuten/Therapeutinnen und Berater/-innen nutzbar gemacht werden können und zu einem gegenseitigen Verstehen beitragen.

Einbringen eigener Qualitäten und Ressourcen
Sprachmittler/-innen verfügen nicht nur über Kompetenzen im Bereich der Übersetzungstätigkeit. Viele haben ähnliche Erfahrungen gemacht wie die Klienten/Klientinnen
und verfügen über einen eigenen Erfahrungsschatz, wie
sie unaushaltbare Leidenserfahrungen wie Krieg, Verfolgung, Gewalt und Flucht aus dem Heimatland sowie die
neue Situation des Lebens im Exil mitsamt den Restriktio-
nen, Unsicherheiten und Belastungen, die daran gebunden
sind, überstehen bzw. bewältigen konnten. Sprachmittler/-
innen haben lebensgeschichtlich oder formal-beruflich
erworbene Kompetenzen und verfügen über Wissen
und Informationen, die möglicherweise für die Klienten/
Klientinnen hilfreich sind. Diese können in Absprache
mit den Therapeuten/Therapeutinnen oder Beratern/
Beraterinnen als Ressourcen in der Therapie und Beratung eingebracht werden und haben eine eigene Qualität,
wie folgende zwei Beispiele verdeutlichen:

»Ein junger Mann aus Afghanistan hat sehr große Fortschritte in der Therapie erzielen können. Aber er kam bei
uns an, nachdem es einen Brand in seinem Wohnheim gab
und sein Zimmer abgebrannt war. Er kam und sagte: ›Ich geh
jetzt zurück, ich gebe alles, was ich hier aufgebaut habe, auf.
Ich kann nicht mehr. Ich bin fertig.‹ Und dann fragte mich
die Dolmetscherin: ›Weißt du was? Ich habe gerade etwas
gehört, wo er Hilfe bekommen kann. Darf ich es sagen?‹. Ich
habe zugestimmt und sie hat ihm eine Telefonnummer von
einer WG gegeben, wo er sich melden sollte. Sie hat auch
ein gutes Wort dort für ihn eingelegt. Er konnte in die WG
einziehen und war seitdem ganz anders. Das war für ihn
ein richtiges Zuhause. Er hat dann sehr schnell angefangen,
Deutsch zu sprechen, weil er mit Deutschen in der WG lebte.
Dass die Dolmetscherin auf diese Idee gekommen ist, hat

sich als sehr entscheidend herausgestellt. Natürlich hätte ich sagen können: ›Ich will mir das nicht anhören, was die Dolmetscherin zu sagen hat.‹ Aber wir arbeiten mit dem Kontext und der Kontext ist da und ich kann mich entscheiden, ihn zu nutzen« (Therapeutin).

»Bei uns sind zwei Imame als Dolmetscher tätig. Sie decken unterschiedliche kulturelle Bereiche ab und auch unterschiedliche Ausprägungen des Islams. Das ist sehr bereichernd. Ich beziehe sie teilweise auch aktiv in das Gespräch ein und belasse sie dann nicht nur in der Dolmetscherrolle, sondern frage sie auch: ›Was würdest du aus deiner Perspektive als Imam empfehlen?‹ Zum Beispiel bei einem Klienten, dessen Bruder im Heimatland ermordet worden ist. Der Imam hat mit ihm spezielle Gebete und Rituale gemacht. Er hat viel Wissen dazu, was man aus muslimischer Perspektive machen kann, was tröstend und hilfreich ist. Das ist eine wirkliche Bereicherung« (Therapeutin).

Kollege/Kollegin und Ko-Therapeut/Ko-Therapeutin

In Einzeltherapien sowie in gruppentherapeutischen Settings kann der Sprachmittler oder die Sprachmittlerin situativ die Rolle eines Kollegen/einer Kollegin oder eines Ko-Therapeuten/einer Ko-Therapeutin einnehmen. Sind Therapeut/-in und Sprachmittler/-in ein eingespieltes Team, kann der Therapeut oder die Therapeutin die sprachmittelnde Person aktiv ins Gespräch einbeziehen, beispielsweise wenn mit Psychodramaelementen oder mit (Familien-)Aufstellungen und Skulpturen gearbeitet wird. Eine gut eingearbeitete sprachmittelnde Person kann hier mitunter Funktionen oder Rollen übernehmen. Voraussetzung ist ein gutes Vertrauensverhältnis, aber auch sehr klare Absprachen und eine deutliche Anleitung von Seiten der Therapeutin oder des Therapeuten gegenüber der sprachmittelnden Person, damit diese die eingenommene Rolle am Ende der Therapiesitzung auch wieder gut ablegen und verlassen kann.

Professionelle Arbeit braucht tragfähige Rahmenbedingungen
Die fachlichen Standards und Leitlinien für die Sprachmittlung in der Therapie und Beratung mit Geflüchteten, die sich in den vergangenen Jahrzehnten weiterentwickelt haben, sind leider den strukturellen Bedingungen, die es für diese Arbeit bräuchte, weit voraus. Nach wie vor werden die Kosten für die notwendige Sprachmittlung nicht regelhaft übernommen, sondern müssen mehr oder weniger aufwendig bei den zuständigen Sozialbehörden beantragt werden. Ein geregelter Anspruch auf Finanzierung verankert im Sozialgesetzbuch V existiert nicht. Damit einher geht die in der Regel äußerst unzulängliche Honorierung der Sprachmittelnden, die meist im Rahmen befristeter Arbeitsverhältnisse und auf Honorarbasis arbeiten.

Wie wir in unserem Buch versucht haben deutlich zu machen, ist die durch Sprachmittelnde gewährleistete Ermöglichung zwischenmenschlicher Kommunikation zentral: Sie bereiten den Boden für gelingende Therapie- und Beratungssituationen. Die sich daraus ergebenden Möglichkeiten für Therapie und Beratung mit Blick auf die Alltagspraxis sind vielfältig. Das psychosoziale Fachpersonal wie auch die Klienten/Klientinnen können von der Zusammenarbeit in der Triade profitieren. Die Tätigkeit der Sprachmittelnden ist vor dem Hintergrund der vielschichtigen Rollenanforderungen komplex und kann mitunter belastend sein. Die fachliche Anerkennung ihrer Tätigkeit muss sich jedoch auch auf institutioneller bzw. struktureller Ebene widerspiegeln: in Form von geregelten Arbeitsverhältnissen, einer adäquaten Entlohnung und der Bereitstellung von Angeboten der Supervision zur Sicherstellung von Belastungsvorsorge und Fachlichkeit.

Sprachmittlung kostet Geld, Unter- und Fehlversorgung zum Teil Leben

Beim Blick auf das große Ganze werden auch strukturelle Potentiale deutlich: Werden qualifizierte Sprachmittler/ -innen systematisch, standardmäßig und gut organisiert eingesetzt, so tragen sie maßgeblich dazu bei, das gesundheitliche Versorgungssystem für Geflüchtete effektiver zu gestalten. Durch die Gewährleistung einer barrierefreien Kommunikation kann die Effizienz von Beratungs- und Therapieprozessen und damit die Behandlungsqualität insgesamt gesteigert sowie einer Fehlversorgung und Chronifizierung durch mangelnde Verständigung vorgebeugt werden. Der organisatorische Aufwand, eine sprachliche Verständigung zu organisieren, wie er derzeit in jedem Einzelfall immer wieder individuell betrieben werden muss, könnte drastisch gesenkt werden, mehr hilfesuchende Menschen könnten bedarfsgerecht versorgt werden.

Zwar werden durch die Sprachmittlungsleistungen kurzfristig Mehrkosten generiert, mittelfristig werden sie aber durch die gerade angesprochene zeitliche Effektivierung und die Möglichkeit, bedarfsgerecht und qualifiziert zu intervenieren, gesenkt. Sprachmittlung hilft also nicht nur uns Praktizierenden im Alltag konkret und damit letztlich den Klienten/Klientinnen, sondern das Angebot tragfähiger Lösungen für vorhandene Sprachbarrieren kommt auch dem Versorgungssystem insgesamt zugute. Könnte dieses auf breiter Basis auf verlässliche Mechanismen zur Bereitstellung und Finanzierung von Sprachmittelnden zurückgreifen, wäre am Ende allen geholfen.

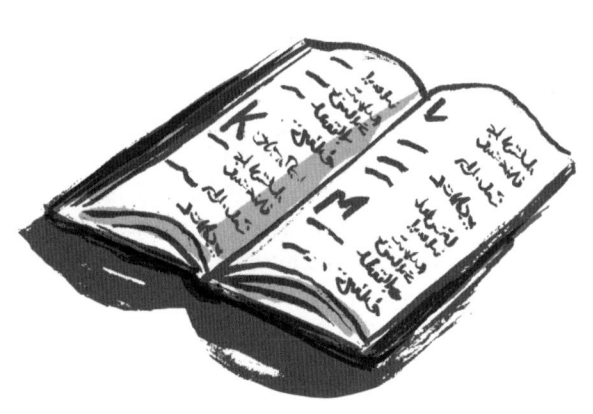

8 Die Autorinnen und Autoren

Dr. phil. **Gerlinde Aumann,** Psychologin, Psychotherapeutin (HPG), hat viele Jahre im wissenschaftlichen Kontext gearbeitet und ist seit 2005 im Zentrum Überleben in der Abteilung für Flüchtlingshilfen und Migrationsdienste tätig, aktuell als leitende Psychologin/Psychotherapeutin und Projektkkordinatorin.

Dr. phil. Dr. h. c. **Wollfgang Bautz,** Soziologe, ist langjähriger Leiter von *FaZIT (Potsdam)* und Experte im Auftrag der EU.

Dr. **Boris Friele,** Diplom-Psychologe und Systemischer Familientherapeut, ist seit zehn Jahren in der psychosozialen Versorgung von traumatisch belasteten Flüchtlingen tätig. Er ist seit 2017 Professor für Soziale Arbeit an der Internationalen Hochschule IUBH sowie ehrenamtlicher Mitarbeiter bei KommMit e. V. in Berlin.

Elvira Hadzic, M.A. in Kulturpoetik und Komparatistik, Sprachmittlerin und Mitarbeiterin einer großen deutschen Bildungsstiftung, arbeitet freiberuflich in unterschiedlichen Kontexten zu den Sprachen Bosnisch, Serbisch, Kroatisch und unterstützt die Integration von geflüchteten Menschen im Rahmen eines Bildungsprogramms.

Matthias Hannemann, B.A. Soziologie und Geographie, M.A. Gesellschaften, Globalisierung und Entwicklung, ist seit 2015 als Projektkoordinator mit dem Schwerpunkt Versorgungsstruktur im Psychosozialen Zentrum für

Flüchtlinge REFUGIO Thüringen in Jena tätig. Zudem fungiert er seit Sommer 2017 als Beisitzer im Vorstand der Bundesweiten Arbeitsgemeinschaft der Psychosozialen Zentren für Flüchtlinge und Folteropfer (BAfF e. V.).

Esther Kleefeldt, Diplom-Psychologin, systemische Therapeutin, ist als Psychotherapeutin bei XENION e. V. und als wissenschaftliche Mitarbeiterin bei der Bundesweiten Arbeitsgemeinschaft der psychosozialen Zentren für Flüchtlinge und Folteropfer (BAfF e. V.) tätig.

Juliane Mucker, B.A. Religionswissenschaft und Politik und Verwaltung, hat die Leitung des Gemeindedolmetschdienstes Brandenburg inne und ist verantwortlich für die Dolmetschqualifizierungen für Geflüchtete und deren Supervision.

Silvia Schriefers, Diplom-Sozialpädagogin, Diplom-Psychologin, Psychologische Psychotherapeutin, arbeitet als wissenschaftliche Mitarbeiterin bei der Bundesweiten Arbeitsgemeinschaft der psychosozialen Zentren für Flüchtlinge und Folteropfer (BAfF e. V.) und als Psychotherapeutin u. a. mit geflüchteten Menschen.

Dr. phil. **Dima Zito,** Diplom-Sozialpädagogin, systemische Traumatherapeutin, arbeitet im Psychosozialen Zentrum für Flüchtlinge (PSZ) Düsseldorf und bildet in den Bereichen Trauma und Flucht fort.